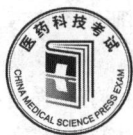

2025 国家执业药师职业资格考试

考前预测**6**套卷

4套摸底预测卷 + 2套线上预测卷（图书封底扫码获取）

药学专业知识（二）

预测试卷

主　编　董　艳

副主编　王艳丽

编　委　（按姓氏笔画排序）

王亚楠　孙　超　李国辉

冷　冰　陈　晨　范琳琳

柳丽丽　郝园园　侯妮妮

高田田

中国健康传媒集团·北京

中国医药科技出版社

内 容 提 要

本书为"国家执业药师职业资格考试考前预测 6 套卷"之一。由长期从事国家执业药师职业资格考试命题研究的专家、讲师紧紧围绕新版国家执业药师职业资格考试大纲和指南精心编撰而成，共含 6 套模拟试卷，4 套纸质摸底预测卷和 2 套线上冲刺预测卷。题目考点覆盖面广，出题角度多样，具有很强的针对性；答案编排便于查找，解析全面答疑解惑，利于考生"身临其境"，有效备考。随书附赠配套数字化资源，包括历年真题、考生手册、思维导图、高频考点、飞升上岸修炼计划等，使考生复习更加高效、便捷。本书适合备战 2025 国家执业药师职业资格考试的考生使用。

图书在版编目（CIP）数据

药学专业知识(二) / 董艳主编. -- 北京：中国
医药科技出版社，2025.6. -- （2025 国家执业药师职业
资格考试考前预测 6 套卷）. -- ISBN 978-7-5214-5009-5

Ⅰ. R9-44

中国国家版本馆 CIP 数据核字第 2025NU2239 号

美术编辑　陈君杞
责任编辑　翟春艳
版式设计　友全图文

出版　**中国健康传媒集团** | 中国医药科技出版社
地址　北京市海淀区文慧园北路甲 22 号
邮编　100082
电话　发行：010 - 62227427　邮购：010 - 62236938
网址　www. cmstp. com
规格　787 × 1092mm $\frac{1}{16}$
印张　6
字数　146 千字
版次　2025 年 6 月第 1 版
印次　2025 年 6 月第 1 次印刷
印刷　大厂回族自治县彩虹印刷有限公司
经销　全国各地新华书店
书号　ISBN 978 - 7 - 5214 - 5009 - 5
定价　**19. 00 元**

获取新书信息、投稿、为图书纠错，请扫码联系我们。

数字资源编委会

主　编　董艳马雪

编　委　（按姓氏笔画排序）

王　敏　王欣赏　孙　阳

李旭波　杨铁虹　吴玉梅

陈　晨　孟静茹　胡　玥

聂　聘　贾　敏

目录
CONTENTS

预测试卷（一）

（考试时间90分钟）

题型	最佳选择题	配伍选择题	综合分析选择题	多项选择题	总分
题分	40	45	10	5	100
得分					

一、最佳选择题（共40题，每题1分，每题的备选项中，只有1个最符合题意）

1. 治疗阿米巴肝脓肿的首选药物是

    A. 甲硝唑　　　　　　　　　　　　B. 伊维菌素

    C. 乙胺嘧啶　　　　　　　　　　　D. 伯氨喹

    E. 阿苯达唑

2. 属于中效的用于治疗失眠的苯二氮䓬类药物是

    A. 氟西泮　　　　　　　　　　　　B. 地西泮

    C. 劳拉西泮　　　　　　　　　　　D. 佐匹克隆

    E. 阿普唑仑

3. 特立帕肽适用于有骨折高发风险的绝经后女性骨质疏松症的治疗，推荐剂量为每日皮下注射20mg，患者终生总共治疗的最长时间为

    A. 6个月　　　　　　　　　　　　B. 8个月

    C. 12个月　　　　　　　　　　　　D. 18个月

    E. 24个月

4. 关于玛巴洛沙韦的用法，说法错误的是

    A. 应避免与乳制品同时服用

    B. 应避免与抗酸药同时服用

    C. 应避免与口服补充剂（如钙、铁、镁、硒或锌）同时服用

    D. 必须空腹服用

    E. 可与或不与食物同服

5. 对肺孢子菌肺炎具有良好疗效的抗菌药物是

    A. 莫西沙星　　　　　　　　　　　B. 利奈唑胺

    C. 美罗培南　　　　　　　　　　　D. 复方磺胺甲噁唑

    E. 柳氮磺吡啶

6. 葡萄糖－6－磷酸脱氢酶缺乏者服用伯氨喹可发生

    A. 溶血性贫血   B. 中性粒细胞减少

    C. 血小板减少   D. 缺铁性贫血

    E. 急性肾衰竭

7. 巴比妥类药物常见不良反应不包括

    A. 嗜睡   B. 皮炎

    C. 精神依赖   D. "宿醉"现象

    E. 肌痛

8. 左炔诺孕酮硅胶棒应用于要求长期避孕的育龄女性，如计划妊娠，其受孕时间需在取出

    A. 2个月后   B. 3个月后

    C. 4个月后   D. 5个月后

    E. 6个月后

9. 复方磺胺甲噁唑的主要成分及含量是

    A. 每片含磺胺甲噁唑 0.08g，甲氧苄啶 0.08g

    B. 每片含磺胺甲噁唑 0.4g，甲氧苄啶 0.4g

    C. 每片含磺胺甲噁唑 0.4g，甲氧苄啶 0.08g

    D. 每片含磺胺甲噁唑 0.08g，甲氧苄啶 0.4g

    E. 每片含磺胺甲噁唑 0.48g，甲氧苄啶 0.48g

10. 多黏菌素主要作用于

    A. 革兰阴性杆菌   B. 革兰阳性菌

    C. 厌氧菌   D. 支原体

    E. 衣原体

11. 下列 NSAIDs 属于选择性 COX－2 抑制剂的是

    A. 阿司匹林   B. 布洛芬

    C. 塞来昔布   D. 吲哚美辛

    E. 对乙酰氨基酚

12. NSAIDs 的作用不包括是

    A. 解热   B. 镇痛

    C. 抗炎   D. 抗风湿

    E. 抗骨质疏松

13. 下列药物的镇咳作用从弱到强排列正确的是

    A. 喷托维林、苯丙哌林、可待因   B. 喷托维林、右美沙芬、苯丙哌林

    C. 可待因、吗啡、右美沙芬   D. 苯丙哌林、可待因、吗啡

    E. 右美沙芬、苯丙哌林、喷托维林

14. 保泰松可穿透滑液膜，其在滑液膜间隙内的浓度可达血浓度的百分比，以及停药后其在关节组织中保持较高浓度的时间分别是

    A. 50%，3 周   B. 50%，6 周

    C. 50%，8 周   D. 90%，3 周

    E. 90%，6 周

15. 12 岁以下儿童禁用的非甾体抗炎药是

    A. 尼美舒利   B. 阿司匹林

    C. 双氯芬酸   D. 塞来昔布

    E. 美洛昔康

16. 可待因为前药，约 15% 代谢为吗啡，参与可待因转化为吗啡的肝药酶是

    A. CYP1A2   B. CYP3A4

    C. CYP2D6   D. CYP2C9

    E. CYP2C19

17. 硫糖铝的药理作用机制是

    A. 形成胶体保护层，促进溃疡愈合   B. 抑制胃酸分泌

    C. 中和胃酸   D. 促进黏液分泌

    E. 抑制内源性前列腺素 E 的合成

18. 抗胆碱 M 受体药的代表药物是

    A. 维生素 U   B. 山莨菪碱

    C. 匹维溴铵   D. 罂粟碱

    E. 屈他维林

19. 我国批准的儿童降压药不包括

    A. 卡托普利   B. 沙库巴曲缬沙坦钠

    C. 氢氯噻嗪   D. 呋塞米

    E. 氨氯地平

20. 沙库巴曲缬沙坦钠中的沙库巴曲属于

    A. 血管紧张素受体拮抗剂   B. β 受体拮抗剂

    C. 血管紧张素 I 转换酶抑制剂   D. 羟甲基戊二酰辅酶 A 还原酶抑制剂

    E. 脑啡肽酶抑制剂

21. 不影响 Q－T 间期的抗心律失常药是

    A. 奎尼丁   B. 利多卡因

    C. 普罗帕酮   D. 胺碘酮

    E. 索他洛尔

22. 属于第二代 CCB 的是
    A. 氨氯地平
    B. 左旋氨氯地平
    C. 硝苯地平控释片
    D. 乐卡地平
    E. 拉西地平

23. 非洛地平的主要代谢酶是
    A. CYP2C9
    B. CYP2C19
    C. CYP2D6
    D. CYP3A4
    E. CYP3A5

24. 普萘洛尔禁用于
    A. 劳力型心绞痛
    B. 室上性快速心律失常
    C. 甲状腺危象
    D. 支气管哮喘
    E. 高血压

25. 用于高血压急症、急性心力衰竭、急性肺水肿的药物是
    A. 普萘洛尔
    B. 硝苯地平
    C. 硝普钠
    D. 甲基多巴
    E. 卡维地洛

26. 用于年龄相关性黄斑变性、糖尿病黄斑水肿、视网膜静脉阻塞、新生血管性青光眼及虹膜新生血管等的药物是
    A. 毛果芸香碱
    B. 阿托品
    C. 康柏西普
    D. 色苷酸钠
    E. 卡替洛尔

27. 现有调脂药中，降低 LDL 作用最强的是
    A. 他汀类药物
    B. 胆固醇吸收抑制剂
    C. 抗氧化剂
    D. 胆汁酸结合树脂
    E. 贝丁酸类药物

28. 呋塞米治疗心力衰竭的作用机制是
    A. 通过对血管的调节作用影响血流动力学
    B. 降低血钾
    C. 限制钙的流出
    D. 增加心肌收缩力
    E. 降低心率

29. 属于留钾利尿药的是
    A. 依普利酮
    B. 布美他尼
    C. 托拉塞米
    D. 依他尼酸
    E. 氢氯噻嗪

30. 适用于膀胱过度兴奋引起的尿频、尿急或紧迫性尿失禁症状治疗的药物是

    A. 托特罗定   B. 托拉塞米

    C. 度他雄胺   D. 坦索罗辛

    E. 西地那非

31. 重组人生长激素适应证不包括

    A. 良性颅内高压患者的生长缓慢

    B. 儿童慢性肾功能不全导致的生长障碍

    C. 成人生长激素缺乏症

    D. 已明确的下丘脑 – 垂体疾病所致的生长激素缺乏症

    E. 特纳综合征

32. 用于治疗中枢性尿崩症的药物是

    A. 醋酸泼尼松   B. 去氨加压素

    C. 促皮质素   D. 生长抑素

    E. 胰岛素

33. 肾上腺糖皮质激素类药物的药理作用不包括

    A. 抗炎作用   B. 免疫抑制

    C. 抗毒素   D. 抗休克

    E. 降血糖

34. 甲泼尼龙属于

    A. 短效糖皮质激素   B. 中效糖皮质激素

    C. 长效糖皮质激素   D. 短效促皮质素

    E. 长效促皮质素

35. 左甲状腺素服药后疗效明显的时间是

    A. 1 个月   B. 2 个月

    C. 3 个月   D. 4 个月

    E. 5 个月

36. 丙硫氧嘧啶引起不良反应粒细胞缺乏症，一旦发现应建议患者

    A. 减量至1/8   B. 减量至1/4

    C. 减量至1/2   D. 马上停止服药

    E. 无须改变剂量

37. 下列覆盖大多数肠杆菌目细菌［包括产 AmpC、β – 内酰胺酶、ESBLs 肠杆菌及部分肺炎克雷伯菌碳青霉烯酶（KPC）和 OXA 型碳青霉烯酶的肠杆菌目细菌］的抗菌药物是

    A. 美罗培南   B. 万古霉素

C. 哌拉西林他唑巴坦   D. 氨曲南

E. 头孢他啶阿维巴坦

38. 属于二氢叶酸还原酶抑制剂的是

A. 甲氨蝶呤   B. 氟尿嘧啶

C. 巯嘌呤   D. 羟基脲

E. 阿糖胞苷

39. 氟尿嘧啶与四氢叶酸合用时，可降低氟尿嘧啶毒性，提高氟尿嘧啶疗效，用法是

A. 分开给药，顺序任意   B. 先给予四氢叶酸，再给予氟尿嘧啶

C. 先给予氟尿嘧啶，再给予四氢叶酸   D. 二者放入同一容器同时静脉滴注

E. 二者从不同静脉通道同时静脉滴注

40. 替吉奥胶囊停药后，如需要服用其他的氟尿嘧啶类抗肿瘤药或氟胞嘧啶抗真菌药，需要的洗脱期为

A. 至少 3 日   B. 至少 5 日

C. 至少 7 日   D. 至少 10 日

E. 至少 14 日

二、配伍选择题（共45题，每题1分。题目分为若干组，每组题目对应同一组备选项，备选项可重复选用，也可不选用。每题只有1个备选项最符合题意）

[41~42]

A. 米氮平   B. 阿米替林

C. 舍曲林   D. 氟西汀

E. 帕罗西汀

41. 用于治疗抑郁症、强迫症和神经性贪食症的药物是

42. 用于治疗抑郁症、强迫症、惊恐障碍及社交恐惧症等的药物是

[43~45]

A. 奥司他韦   B. 伐昔洛韦

C. 司他夫定   D. 恩替卡韦

E. 索磷布韦维帕他韦

43. 属于抗疱疹病毒药物的是

44. 属于抗流感病毒药物的是

45. 属于抗逆转录病毒药物的是

[46~48]

A. 免疫抑制剂   B. 柳氮磺吡啶

C. TNF - α 抑制剂   D. IL - 17 抑制剂

E. JAK 抑制剂

46. 抗风湿药依那西普属于

47. 抗风湿药司库奇尤单抗属于

48. 抗风湿药枸橼酸托法替布属于

[49~51]

A. 抗酸药　　　　　　　　　　　　B. 胃黏膜保护剂

C. H_2 受体拮抗剂　　　　　　　　D. 质子泵抑制剂

E. 抗胆碱药

49. 奥美拉唑属于

50. 氢氧化铝属于

51. 雷尼替丁属于

[52~53]

A. 在胃内直接中和胃酸

B. 竞争性的拮抗组胺与胃壁细胞上的 H_2 受体结合，抑制基础胃酸分泌及由组胺和食物刺激后引起的胃酸分泌

C. 抑制 H^+,K^+-ATP 酶活性，使壁细胞内的 H^+ 不能转运到胃腔中，阻断了胃酸分泌的最后步骤

D. 与前列腺素 E_2 受体结合，降低胃壁细胞的胃酸分泌

E. 竞争胃壁细胞膜腔面的钾离子来发挥作用，能够对质子泵产生可逆性抑制，从而抑制胃酸分泌

52. 伏诺拉生可以

53. 米索前列醇可以

[54~55]

A. 西格列他钠　　　　　　　　　　B. 瑞格列奈

C. 多格列艾汀　　　　　　　　　　D. 西格列汀

E. 达格列净

54. 过氧化物酶体增殖物激活受体（PPAR）全激动剂是

55. 我国自主研发的葡萄糖激酶激活剂是

[56~57]

A. 胺碘酮　　　　　　　　　　　　B. 奎尼丁

C. 利多卡因　　　　　　　　　　　D. 普罗帕酮

E. 维拉帕米

56. 属于 Ⅰc 类抗心律失常药的是

57. 属于 Ⅲ 类抗心律失常药的是

[58～59]

　　A. 托拉塞米　　　　　　　　　　　B. 氨苯蝶啶

　　C. 螺内酯　　　　　　　　　　　　D. 吲达帕胺

　　E. 甘露醇

58. 属于类噻嗪类利尿药的是

59. 属于渗透性利尿药的是

[60～61]

　　A. 替代治疗　　　　　　　　　　　B. 短程治疗

　　C. 中程治疗　　　　　　　　　　　D. 长程治疗

　　E. 冲击治疗

60. 适用于原发或继发性慢性肾上腺皮质功能减退症治疗的方法是

61. 适用于应激性治疗，或感染及变态反应类疾病所致的机体严重器质性损伤，如结核性脑膜炎及胸膜炎的方法是

[62～63]

　　A. 碘塞罗宁　　　　　　　　　　　B. 丙硫氧嘧啶

　　C. 左甲状腺素　　　　　　　　　　D. 甲巯咪唑

　　E. 甲状腺片

62. 除了甲状腺危象、孕早期或对 MMI 过敏者外，首选的抗甲状腺药为

63. 甲状腺危象、孕早期或对 MMI 过敏者，首选的抗甲状腺药为

[64～66]

　　A. 精蛋白人胰岛素注射液

　　B. 精蛋白锌重组赖脯胰岛素混合注射液（25R）

　　C. 赖脯胰岛素注射液

　　D. 人胰岛素注射液

　　E. 德谷胰岛素注射液

64. 属于短效胰岛素的是

65. 属于长效胰岛素类似物的是

66. 属于混合胰岛素类似物的是

[67～69]

　　A. 西格列汀　　　　　　　　　　　B. 瑞格列奈

　　C. 多格列艾汀　　　　　　　　　　D. 吡格列酮

　　E. 达格列净

67. 属于钠－葡萄糖协同转运蛋白 2（SGLT－2）抑制剂的是

68. 属于噻唑烷二酮类胰岛素增敏剂的是

69. 属于二肽基肽酶 – 4（DPP – 4）抑制剂的是

[70 ~ 71]

    A. 在主餐前 15 分钟服用

    B. 用餐前即刻整片吞服或与前几口食物一起咀嚼服用

    C. 服药时间不受进餐影响

    D. 建议早餐前或早餐中服用，若不进早餐则于第一次正餐前或餐中服用

    E. 餐后服用

70. 阿卡波糖的用法为

71. 格列美脲的用法为

[72 ~ 74]

    A. 孟鲁司特　　　　　　　　　　B. 色甘酸钠

    C. 苯海拉明　　　　　　　　　　D. 地氯雷他定

    E. 塞曲司特

72. 属于第二代抗组胺药的是

73. 属于肥大细胞稳定剂的是

74. 属于白三烯受体拮抗剂的是

[75 ~ 77]

    A. 抗疟药，杀灭红细胞外期裂子体及休眠子的抗复发药

    B. 抗疟药，杀灭红细胞内裂体增殖期的抗临床发作药

    C. 抗疟药，杀灭子孢子抑制蚊体内孢子增殖的药物

    D. 直接毒性效应（可能是通过增强抑制性神经递质 γ – 氨基丁酸介导的）和（或）抑制子宫内微丝蚴的发育和雌性成虫的释放

    E. 能直接抑制肠道寄生虫对葡萄糖的摄入，导致虫体内糖原耗竭，使其无法生存而死亡

75. 关于青蒿素类的药理作用与作用机制，说法正确的是

76. 关于伯氨喹的药理作用与作用机制，说法正确的是

77. 关于乙胺嘧啶的药理作用与作用机制，说法正确的是

[78 ~ 80]

    A. 烷化剂　　　　　　　　　　　B. 铂类化合物

    C. 破坏 DNA 的抗生素　　　　　D. 拓扑异构酶抑制剂

    E. 抗代谢药物

78. 与细胞的生物大分子发生烷化反应，致使细胞死亡的是

79. 通过水合配离子的形式与 DNA 结构形成 Pt – DNA 加合物，从而介导肿瘤细胞凋亡的是

80. 通过影响 Topo 酶作用过程发挥抗肿瘤作用的是

[81~82]

    A. 维生素 B_1 B. 维生素 B_2

    C. 维生素 B_6 D. 维生素 B_{12}

    E. 烟酸

81. 糖类代谢时所必需的辅酶，缺乏时氧化受阻形成丙酮酸蓄积，影响能量代谢，该维生素是

82. 具有两种衍生物（吡哆醛和吡哆胺），具有同等作用，在体内可以相互转化，该维生素是

[83~85]

    A. 脚气病或 Wernicke 脑病   B. 口、眼、外生殖器部位的炎症

    C. 巨幼细胞贫血   D. 坏血病、牙龈出血

    E. 糙皮病

83. 缺乏维生素 C 会导致

84. 缺乏烟酸会导致

85. 缺乏维生素 B_1 会导致

三、综合分析选择题（共 10 题，每题 1 分，题目分为若干组，每组题目基于同一个临床情景、病例、实例或者案例展开。每组备选项中，只有 1 个最符合题意）

[86~89]

    雷美替胺由 CYP1A2 系统代谢，少部分也通过 CYP2C9 及 CYP3A4 系统代谢。氟伏沙明和环丙沙星是 CYP1A2 系统的强效抑制剂，会明显升高雷美替胺的血清浓度，不应与雷美替胺合用。CYP2C9 或 CYP3A4 系统的其他抑制剂也可能增加雷美替胺毒性风险。而 CYP 系统诱导剂利福平可能降低雷美替胺的疗效。

86. 雷美替胺的主要代谢酶是

    A. CYP2C19   B. CYP3A4

    C. CYP2C9   D. CYP2D6

    E. CYP1A2

87. 雷美替胺合用环丙沙星，可引起嗜睡、头晕，主要原因是

    A. 环丙沙星引起的嗜睡、头晕

    B. 环丙沙星诱导 CYP1A2 的活性，增加雷美替胺的代谢

    C. 环丙沙星抑制 CYP1A2 的活性，升高雷美替胺的血清浓度

    D. 环丙沙星抑制 CYP2C9 的活性，升高雷美替胺的血清浓度

    E. 环丙沙星抑制 CYP2D6 活性，升高雷美替胺的血清浓度

88. 应用雷美替胺期间可能升高的指标是

    A. 泌乳素水平   B. 雌激素水平

    C. 雄激素水平   D. 肾上腺激素水平

    E. 盐皮质激素水平

89. 可能降低雷美替胺疗效的药物是

    A. 氟伏沙明   B. 环丙沙星

    C. 利福平   D. 伏立康唑

    E. 异烟肼

[90~91]

    患儿，男，5岁，体重25kg，有癫痫病史，应用丙戊酸钠药物控制。因急性胆囊炎合并腹腔感染住院治疗，体征和实验室检查：白细胞计数 $15.8 \times 10^9/L$，体温39.5℃，肝、肾功能正常，医师处以美罗培南静脉滴注（说明书规定儿童剂量为一次 20mg/kg）。

90. 患儿应用美罗培南的合理用法是

    A. 0.5g，qd   B. 0.5g，q12h

    C. 0.5g，q8h   D. 0.5g，q4h

    E. 0.5g，qod

91. 患儿应用美罗培南过程中，出现癫痫发作，最可能的原因为

    A. 丙戊酸钠引起美罗培南浓度升高

    B. 美罗培南引起丙戊酸钠浓度降低

    C. 急性胆囊炎引起的癫痫

    D. 腹腔感染引起的癫痫

    E. 原因不明

[92~95]

    患者，男，60岁，诊断为冠心病，经皮冠状动脉介入术置入支架。医生给予氯吡格雷、阿司匹林抗血小板治疗。

92. 氯吡格雷抗血小板作用明显降低的人群是

    A. 超快代谢型患者   B. 快代谢型患者

    C. 中间代谢型患者   D. 慢代谢型患者

    E. 完整功能代谢型患者

93. 关于氯吡格雷使用的描述，错误的是

    A. 经皮冠状动脉介入术置入支架需给予负荷量，然后以一次 75mg，一日 1 次的用量连续服药

    B. 在常规服药时间的 12 小时内漏服，应立即补服 1 次标准剂量，并按照常规服药时间服用下一次剂量

    C. 超过常规服药时间的 12 小时后漏服，应在下次常规服药时间服用加倍剂量

    D. 发现氯吡格雷抗血小板作用不足者可进行代谢酶基因型检测

    E. 治疗过程中需要重点关注是否有出血现象

94. 近日，患者被诊断为反流性食管炎，要求服用奥美拉唑。但医师询问用药史后，未开具奥美拉唑相关处方，这是因为

    A. 奥美拉唑抑制 CPY2C19 活性，降低氯吡格雷代谢，降低抗血小板药效

    B. 奥美拉唑抑制 CPY2C19 活性，降低氯吡格雷代谢，增加出血风险

    C. 奥美拉唑抑制 CPY2C9 活性，降低氯吡格雷代谢，降低抗血小板药效

    D. 奥美拉唑抑制 CPY2C9 活性，降低氯吡格雷代谢，降低抗血小板药效

    E. 二者连用影响彼此吸收

95. 患者应用阿司匹林肠溶片，注意事项错误的是

    A. 肠溶剂型的阿司匹林建议餐前空腹服用

    B. 肠溶剂型的阿司匹林建议餐后服用

    C. 阿司匹林可能导致支气管痉挛，并引起哮喘发作或其他过敏反应

    D. 0.3g 和 0.5g 规格的阿司匹林作为解热镇痛药使用

    E. 由于阿司匹林对血小板聚集的抑制作用可持续数日，可能导致手术中或手术后增加出血，有指南建议为减少出血风险术前需停用阿司匹林 7～10 日

四、多项选择题（共 5 题，每题 1 分。每题的备选项中，有 2 个或 2 个以上符合题意，错选、少选均不得分）

96. 唑吡坦的作用包括

    A. 镇静   B. 催眠

    C. 抗焦虑   D. 肌肉松弛

    E. 抗惊厥

97. 关于糖皮质激素的适应证，说法正确的有

    A. 急性或暴发性感染

    B. 自身免疫性疾病急性发作

    C. 过敏性疾病重症或急性发作期

    D. 内分泌急症如肾上腺危象和甲状腺危象

    E. 2 型糖尿病合并酮症酸中毒

98. 下列属于平喘药的有

    A. 奥马珠单抗   D. 美泊利珠单抗

    C. 色甘酸钠   D. 异丙托溴铵

    E. 依洛尤单抗

99. 关于伏立康唑的不良反应，说法正确的有

    A. 21% 的患者有一过性视觉障碍

    B. 常见严重肝脏毒性

C. 光过敏常见也可以很严重

D. 可见幻觉和伴有发热、高血压的输液过敏反应

E. 可致心脏 Q – Tc 间期延长

100. 升华硫在 5% ~ 15% 或更高浓度时，具有的作用有

A. 角化促成   B. 杀虫

C. 杀菌   D. 角质剥脱

E. 脱脂

预测试卷（二）

（考试时间90分钟）

题型	最佳选择题	配伍选择题	综合分析选择题	多项选择题	总分
题分	40	45	10	5	100
得分					

一、最佳选择题（共40题，每题1分。每题的备选项中，只有1个最符合题意）

1. 可用于小儿高热、破伤风及子痫引起的惊厥的镇静催眠药是
   A. 阿米替林　　　　　　　　　B. 丙戊酸钠
   C. 水合氯醛　　　　　　　　　D. 佐匹克隆
   E. 阿普唑仑

2. 地西泮的药理作用不包括
   A. 镇静催眠　　　　　　　　　B. 抗惊厥
   C. 抗抑郁　　　　　　　　　　D. 抗癫痫
   E. 抗焦虑

3. 关于帕金森病的治疗，描述错误的是
   A. 药物治疗是帕金森病治疗的首选，且是整个治疗过程中的主要手段
   B. 帕金森病的运动症状和非运动症状应采取全面综合的治疗
   C. 手术治疗则是药物治疗的一种有效补充
   D. 药物治疗可以改善患者的症状
   E. 药物不能治愈帕金森病，但可以防止其随时间推移而恶化

4. 主要用于治疗危及生命或视觉的受巨细胞病毒感染的免疫缺陷患者，以及预防与巨细胞病毒感染有关的器官移植患者的药物是
   A. 拉米夫定　　　　　　　　　B. 更昔洛韦
   C. 阿德福韦酯　　　　　　　　D. 利巴韦林
   F. 奥司他韦

5. 防治盘尾丝虫病的首选药物是
   A. 青霉素　　　　　　　　　　B. 伊维菌素
   C. 乙胺嘧啶　　　　　　　　　D. 伯氨喹
   E. 阿苯达唑

6. 米非司酮与前列腺素药物序贯合并使用，可用于确诊早孕，确诊者停经时间不应超过

    A. 14 日
                     B. 21 日

    C. 35 日
                     D. 42 日

    E. 49 日

7. 兼具中枢和外周作用的镇咳药是

    A. 可待因
                     B. 那可丁

    C. 右美沙芬
                   D. 二氯丙嗪

    E. 苯丙哌林

8. 氯吡格雷应避免与奥美拉唑联合应用，因为两者竞争共同的肝药酶，该肝药酶是

    A. CYP2B6
                     B. CYP2C19

    C. CYP2D6
                   D. CYP2E1

    E. CYP1A2

9. 与 PPI 合用可提高自身生物利用度的药物是

    A. 硫酸亚铁
                     B. 地高辛

    C. 碳酸钙
                   D. 维生素 B_{12}

    E. 环孢素

10. 围手术期预防用药一般不包括

    A. 头孢拉定
                    B. 头孢克洛

    C. 头孢唑林
                   D. 头孢呋辛

    E. 头孢吡肟

11. 对袢利尿药的利尿作用的效价进行排序，具体顺序为

    A. 托拉塞米 > 布美他尼 > 呋塞米 > 依他尼酸

    B. 呋塞米 > 布美他尼 > 托拉塞米 > 依他尼酸

    C. 托拉塞米 > 呋塞米 > 布美他尼 > 依他尼酸

    D. 布美他尼 > 托拉塞米 > 呋塞米 > 依他尼酸

    E. 托拉塞米 > 呋塞米 > 依他尼酸 > 布美他尼

12. 可以改善肾病患者的蛋白尿的利尿剂是

    A. 呋塞米
                     B. 阿米洛利

    C. 甘露醇
                   D. 乙酰唑胺

    E. 氢氯噻嗪

13. 下列药物雾化吸入祛痰效果最佳的是

    A. 氨溴索
                     B. 溴己新

    C. 糜蛋白酶
                  D. 乙酰半胱氨酸

    E. 地塞米松

14. 不宜给予沙库巴曲缬沙坦治疗的情况是

    A. 血钾水平 > 2.5mmol/L   B. 血钾水平 > 3.5mmol/L

    C. 血钾水平 > 4.0mmol/L   D. 血钾水平 > 4.4mmol/L

    E. 血钾水平 > 5.4mmol/L

15. 多柔比星用药后 1～2 日可出现

    A. 红色尿   B. 橙色尿

    C. 黄色尿   D. 绿色尿

    E. 蓝色尿

16. 作用于血管内皮生长因子的药物是

    A. 贝伐珠单抗   B. 曲妥珠单抗

    C. 利妥昔单抗   D. 西妥昔单抗

    E. 帕妥珠单抗

17. 袢利尿药的作用部位是

    A. 近曲小管   B. 髓袢降支粗段

    C. 髓袢细段   D. 髓袢升支粗段

    E. 远曲小管

18. 钙通道阻滞剂的药理作用不包括

    A. 主要舒张静脉，对动脉影响较小   B. 松弛支气管平滑肌

    C. 抗动脉粥样硬化作用   D. 抑制血小板活化

    E. 对肾脏具有保护作用

19. 抗风湿药英夫利西单抗的使用方法是

    A. 口服   B. 皮下注射

    C. 肌内注射   D. 静脉滴注

    E. 外用

20. 奥马珠单抗属于

    A. 抗癌药   B. 抗菌药物

    C. 祛痰药   D. 平喘药

    E. 降糖药

21. 使用华法林后出现严重出血可通过以下药物逆转

    A. 维生素 A   B. 维生素 B_6

    C. 维生素 D_3 D. 维生素 E

    E. 维生素 K_1

22. 治疗类风湿关节炎宜首选的锚定药物是
    A. 柳氮磺胺吡啶   B. 吗替麦考酚酯
    C. 环孢素   D. 甲氨蝶呤
    E. 环磷酰胺

23. 为防止动脉硬化，医生予以他汀类药物进行治疗，则患者血液中水平可能升高的是
    A. LDL – C   B. IDL – C
    C. VLDL   D. HDL – C
    E. 胆固醇

24. 规格为 0.4ml（1680IU）的牛碱性成纤维细胞生长因子滴眼液开启后未用完，下列处理最恰当的是
    A. 密封后冷藏可用 3 天   B. 密封后冷藏可用 7 天
    C. 密封后冷藏可用 10 天   D. 密封后冷冻可用 3 天
    E. 限一次性使用，用后即弃

25. 很少穿过血 – 脑屏障，较少导致神经系统不良反应的是
    A. 普萘洛尔   B. 阿替洛尔
    C. 噻吗洛尔   D. 美托洛尔
    E. 比索洛尔

26. 属于超短效胰岛素类似物的是
    A. 精蛋白人胰岛素混合注射液（30R）   B. 门冬胰岛素
    C. 甘精胰岛素 U100   D. 德谷胰岛素
    E. 精蛋白锌重组赖脯胰岛素混合注射液（25R）

27. 磺酰脲类促胰岛素分泌药存在"继发失效"的问题，应用磺酰脲类降糖药治疗 5 年，患者发生继发性失效的概率是
    A. 1% ~5%   B. 5% ~15%
    C. 30% ~40%   D. 50% ~60%
    E. 75% ~85%

28. 关于胰岛素的保存条件，描述正确的是
    A. 未开封使用的胰岛素应在室温保存   B. 已开封使用的胰岛素必须放回冰箱冷藏
    C. 未开封使用的胰岛素应在 2 ~8℃冷处保存 D. 已开封使用的胰岛素应在冷冻保存
    E. 冷冻过的胰岛素复温后仍可使用

29. 可应用于妊娠期的胰岛素类型不包括
    A. 人胰岛素   B. 门冬胰岛素
    C. 赖脯胰岛素   D. 地特胰岛素
    E. 混合胰岛素类似物

30. 不属于直接口服抗凝药（DOACs）的是

    A. 利伐沙班   B. 阿哌沙班

    C. 艾多沙班   D. 磺达肝癸钠

    E. 达比加群酯

31. 应用二甲双胍，特别应检查的项目不包括

    A. 空腹血糖   B. 尿糖

    C. 肾功能   D. 血清维生素 B$_{12}$ 水平

    E. 血清维生素 D 水平

32. 下列不属于阿托品适应证的是

    A. 胃溃疡   B. 内脏绞痛

    C. 抗休克   D. 抑制迷走神经过度兴奋

    E. 解救有机磷农药中毒

33. 阿托品的成人最低致死剂量为

    A. 10 ~ 30mg   B. 30 ~ 50mg

    C. 50 ~ 90mg   D. 80 ~ 130mg

    E. 120 ~ 150mg

34. 既可降低空腹血糖，又可降低餐后血糖，降糖速度快，无须餐前 30 分钟服用，又称为
    "餐时血糖调节剂"，符合该描述的药物是

    A. 西格列汀   B. 瑞格列奈

    C. 格列美脲   D. 吡格列酮

    E. 达格列净

35. 属于浓度依赖性抗菌药物的是

    A. 头孢西丁   B. 拉氧头孢

    C. 左氧氟沙星   D. 氨曲南

    E. 氟氧头孢

36. 骨化三醇可引起高钙血症，在服药后应监测血钙和血肌酐浓度，首次监测的时间建议是

    A. 服药后第 2 周   B. 服药后第 4 周

    C. 服药后第 3 个月   D. 服药后第 6 个月

    E. 服药后第 12 个月

37. 头孢洛林属于

    A. 第一代头孢菌素类   B. 第二代头孢菌素类

    C. 第三代头孢菌素类   D. 第四代头孢菌素类

    E. 第五代头孢菌素类

38. 蛋白结合率较高（<90％）的抗感染药物是
    A. 伊曲康唑
    B. 多西环素
    C. 卡泊芬净
    D. 达托霉素
    E. 美罗培南

39. 典型不良反应为食管溃疡（多为卧床患者所服药品在食管中潴留或由于反流而引起）的药物是
    A. 阿奇霉素
    B. 莫西沙星
    C. 头孢克肟
    D. 米诺环素
    E. 利奈唑胺

40. 葡萄糖和胰岛素一起静脉滴注，可以用来治疗
    A. 高钠血症
    B. 高钙血症
    C. 高钾血症
    D. 低钾血症
    E. 低镁血症

二、配伍选择题（共45题，每题1分。题目分为若干组，每组题目对应同一组备选项，备选项可重复选用，也可不选用。每题只有1个备选项最符合题意）

[41~43]
    A. 奥卡西平
    B. 苯妥英钠
    C. 丙戊酸钠
    D. 苯巴比妥
    E. 地西泮

41. 主要阻滞电压依赖性的钠通道，属于二苯并氮䓬类抗癫痫药的是
42. 减少钠离子内流而使神经细胞膜稳定，属于乙内酰脲类抗癫痫药的是
43. 可激动γ-氨基丁酸（GABA）受体，属于苯二氮䓬类抗癫痫药的是

[44~46]
    A. 洛伐他汀
    B. 阿替洛尔
    C. 依折麦布
    D. 普罗布考
    E. 考来烯胺

44. 属于羟甲基戊二酰辅酶A还原酶抑制剂的是
45. 属于胆固醇吸收抑制剂的是
46. 属于抗氧化剂降胆固醇药的是

[47~48]
    A. 凝血酶Ⅲ（AT-Ⅲ）
    B. 因子Ⅱa
    C. 因子Ⅸa
    D. 因子Ⅹa
    E. 因子Ⅻa

47. 低分子量肝素的作用靶点是

48. 低分子量肝素发挥抗凝作用主要抑制的凝血因子是

[49 ~ 51]

    A. 利福平   B. 红霉素

    C. 烟酸   D. 地高辛

    E. 吉非贝齐

49. 属于 CYP3A4 底物/抑制剂，可能增加他汀类药物肌肉不良反应危险性的是

50. 属于 CYP2C9 的诱导剂，可以使氟伐他汀的生物利用度减少 50% 的是

51. 属于 P - 糖蛋白的底物，会增加辛伐他汀发生横纹肌溶解危险性的是

[52 ~ 53]

    A. 血管紧张素转换酶抑制剂

    B. β 受体拮抗剂

    C. 醛固酮受体拮抗剂

    D. 血管紧张素受体脑啡肽酶抑制剂

    E. 钠 - 葡萄糖协同转运蛋白 2 抑制剂

52. 沙库巴曲缬沙坦属于

53. 达格列净属于

[54 ~ 56]

    A. 沙格列汀   B. 瑞格列奈

    C. 格列齐特   D. 吡格列酮

    E. 恩格列净

54. 属于磺酰脲类促胰岛素分泌药的是

55. 属于非磺酰脲类促胰岛素分泌药的是

56. 属于二肽基肽酶 - 4 抑制剂的是

[57 ~ 58]

    A. 胺碘酮   B. 奎尼丁

    C. 利多卡因   D. 普罗帕酮

    E. 维拉帕米

57. 属于 I a 类抗心律失常药的是

58. 属于 I b 类抗心律失常药的是

[59 ~ 61]

    A. 布美他尼   B. 依普利酮

    C. 乙酰唑胺   D. 氯噻酮

    E. 康奈普坦

59. 属于碳酸酐酶抑制剂的是

60. 属于留钾利尿药的是

61. 属于袢利尿药的是

[62~64]

    A. 萘啶酸   B. 吡哌酸

    C. 诺氟沙星   D. 莫西沙星

    E. 庆大霉素

62. 属于第二代喹诺酮类药物的是

63. 属于第三代喹诺酮类药物的是

64. 属于第四代喹诺酮类药物的是

[65~67]

    A. 阻碍细菌细胞壁合成   B. 抑制细菌蛋白质合成

    C. 抑制细菌 DNA 的合成和复制   D. 抑制细菌的叶酸代谢

    E. 破坏细菌的线粒体

65. 氨基糖苷类药的主要作用机制是

66. 大环内酯类药的主要作用机制是

67. 头孢菌素类药的主要作用机制是

[68~70]

    A. C_{max}/MIC B. $AUC_{0\sim24}/MIC$

    C. $\%T_{>MIC}$ D. 日剂量单次给药

    E. 日剂量分多次（或）和延长滴注时间

68. 青霉素类的 PK/PD 指标是

69. 氨基糖苷类的最优 PK/PD 指标是

70. 喹诺酮类的最优 PK/PD 指标是

[71~72]]

    A. 奥司他韦   B. 伐昔洛韦

    C. 司他夫定   D. 恩替卡韦

    E. 索磷布韦维帕他韦

71. 属于核苷（酸）类抗肝炎病毒药的是

72. 属于治疗慢性丙型肝炎药物的是

[73~74]

    A. 脚气病或 Wernicke 脑病   B. 口、眼、外生殖器部位的炎症

    C. 巨幼细胞贫血   D. 坏血病、牙龈出血

    E. 糙皮病

73. 缺乏维生素 B_2 会导致

74. 缺乏维生素 B_{12} 会导致

[75 ~ 77]

    A. 托拉塞米   B. 氨苯蝶啶

    C. 螺内酯   D. 吲达帕胺

    E. 甘露醇

75. 属于醛固酮受体拮抗药的是

76. 属于肾小管上皮 Na^+ 通道抑制剂的是

77. 属于袢利尿药的是

[78 ~ 80]

    A. 精蛋白人胰岛素注射液

    B. 精蛋白锌重组赖脯胰岛素混合注射液（25R）

    C. 赖脯胰岛素注射液

    D. 精蛋白人胰岛素混合注射液（30R）

    E. 德谷胰岛素注射液

78. 属于速效胰岛素类似物的是

79. 属于中效胰岛素的是

80. 属于混合人胰岛素的是

[81 ~ 82]

    A. 在主餐前 15 分钟服用

    B. 用餐前即刻整片吞服或与前几口食物一起咀嚼服用

    C. 服药时间不受进餐影响

    D. 建议早餐前或早餐中服用，若不进早餐则于第一次正餐前或餐中服用

    E. 餐后服用

81. 西格列他钠的用法为

82. 瑞格列奈的用法为

[83 ~ 85]

    A. 200mg   B. 400mg

    C. 600mg   D. 800mg

    E. 1000 ~ 1200mg

83. 中国居民中青年推荐每日钙摄入量为每日

84. 50 岁以上中老年推荐每日钙摄入量为每日

85. 妊娠中晚期及哺乳期人群推荐每日钙摄入量为每日

三、综合分析选择题（共 10 题，每题 1 分。题目分为若干组，每组题基于同一个临床情景、病例、实例或者案例展开。每题的备选项中，只有 1 个最符合题意）

[86~88 题共用题干]

患者，女，47 岁。长期月经过多。近 1 个月面色渐苍白，自诉全身无力。体检：肝肋下 4cm，脾肋下 1cm。血常规：Hb 70g/L，RBC 3.0×10^{12}/L，Ret 2.0%，WBC、Plt 均正常，MCV 74fl，MCH 26pg，MCHC 30%，考虑为缺铁性贫血。

86. 关于口服铁剂注意事项的描述，不正确的是

    A. 服用铁剂时可以喝果汁，但不能喝牛奶

    B. 口服型铁剂服用时间还根据个体反应而定

    C. 进食促进铁剂的吸收

    D. 维生素 C 与本品同服，有利于吸收

    E. 服用无机铁剂胃肠道不良反应不能耐受时，可换用有机铁剂

87. 服用铁剂期间，需定期检查的项目不包括

    A. 血红蛋白测定   B. 血小板数量

    C. 血清铁蛋白   D. 网织红细胞计数

    E. 血清铁

88. 口服硫酸亚铁期间，大便颜色可能变为

    A. 红色   B. 蓝色

    C. 黑色   D. 绿色

    E. 紫色

[89~92 题共用题干]

盐酸卡替洛尔滴眼液说明书的部分内容节选如下，请结合问题作答。

【成分】本品主要成分为：盐酸卡替洛尔。

【规格】（1）5ml：50mg；（2）5ml：100mg。

【适应证】青光眼，高眼压症。

【用法用量】滴眼，一次 1 滴，一日 2 次。滴于结膜囊内，滴后用手指压迫内眦角泪囊部 3~5 分钟。效果不明显时改用 2% 制剂，一次 1 滴，一日 2 次。

【禁忌】支气管哮喘者或有支气管哮喘史者，严重慢性阻塞性肺部疾病。窦性心动过缓，二度或三度房室传导阻滞，明显心衰，心源性休克。对本品过敏者。

【注意事项】本品慎用于已知是全身 β-肾上腺能阻滞剂禁忌证的患者，包括异常心动过缓，一度以上房室传导阻滞。对有明显心脏疾病患者应用本品应监测心率。本品慎用于对其他 β-肾上腺能阻滞剂过敏者。已有肺功能低下的患者慎用。与其他滴眼液联合使用时，请间隔 10 分钟以上。

【药理作用】盐酸卡替洛尔为非选择性 β-肾上腺受体阻滞剂，对 β_1 和 β_2 受体均有阻滞

作用。对高眼压和正常眼压患者均有降眼压作用，青光眼病人滴用后 1 小时眼压开始降低，4 小时降眼压作用最大。降眼压作用可持续 8～24 小时。连续用药 4～32 周的降眼压作用保持稳定。卡替洛尔的主要代谢产物 8－羟基－卡替洛尔，是一种眼部 β 受体拮抗剂，也有降眼压作用，它可能与卡替洛尔降眼压作用持续时间较长有关。本品的降眼压机制主要是减少房水生成，本品对房水经葡萄膜－巩膜外流、房水流出易度及巩膜上静脉压无影响。

89. 卡替洛尔滴眼液的禁忌证是

    A. 青光眼   B. 高眼压症

    C. 支气管哮喘者   D. 房水减少

    E. 近视眼

90. 替洛尔滴眼液用法用量为：滴眼，一次 1 滴，一日 2 次。滴于结膜囊内，滴后用手指压迫内眦角泪囊部 3～5 分钟。效果不明显时改用规格为

    A. 2ml：40mg   B. 3ml：40mg

    C. 4ml：80mg   D. 5ml：50mg

    E. 5ml：100mg

91. 替洛尔滴眼液降眼压作用最大的时间是滴用后

    A. 1 小时   B. 2 小时

    C. 3 小时   D. 4 小时

    E. 5 小时

92. 替洛尔滴眼液降眼压作用可持续 8～24 小时，作用持续时间较长，可能的原因是

    A. 吸收缓慢   B. 代谢缓慢

    C. 血浆蛋白结合率高   D. 肝肠循环

    E. 代谢产物也有活性

[93～95 题共用题干]

莫匹罗星软膏说明书的部分内容节选如下，请结合问题作答。

【成分】本品每克含主要成分莫匹罗星 20mg。辅料为：聚乙二醇 400 和聚乙二醇 3350。

【规格】2%。

【适应证】本品为局部外用抗生素，适用于革兰阳性球菌引起的皮肤感染，例如：脓疱病、疖肿、毛囊炎等原发性皮肤感染及湿疹合并感染、不超过 10cm×10cm 面积的浅表性创伤合并感染等继发性皮肤感染。

【用法用量】本品应外用，局部涂于患处。必要时，患处可用敷料包扎或敷盖，每日 3 次，5 日为 1 个疗程，必要时可重复 1 个疗程。

【禁忌】对莫匹罗星或其他含聚乙二醇软膏过敏者禁用。

【注意事项】①妊娠期、哺乳期女性用药，请遵医嘱用药。不清楚是否经乳汁分泌，但建议慎用。②不适于口、鼻和眼等黏膜部位使用。③局部用药偶见烧灼感、刺痛或瘙痒等，通

常较轻微，不需停药。偶见局部皮肤过敏（皮疹、肿胀或虚脱），长期使用可导致非敏感菌的过度生长。④对药物及制剂过敏者禁用。中重度肾功能不全者慎用。

【药理作用】本品对与皮肤感染有关的各种革兰阳性球菌有很强的抗菌活性，对耐药金黄色葡萄球菌也有效。对某些革兰阴性菌有一定的抗菌作用。与其他抗生素无交叉耐药性。

93. 莫匹罗星软膏适应证不包括

    A. 脓疱病疖肿、毛囊炎　　　　　　　　B. 疖肿毛囊炎

    C. 毛囊炎　　　　　　　　　　　　　　D. 眼结膜感染

    E. 局部浅表性创伤合并感染

94. 患者在使用莫匹罗星软膏过程中偶感轻微烧灼感、刺痛，此时药师建议为

    A. 立即停药，以后不得使用莫匹罗星

    B. 减半使用

    C. 稀释后使用

    D. 立即停药，待症状消失后再开始使用

    E. 不需停药，继续观察

95. 莫匹罗星软膏的禁忌证是

    A. 肾功能不全者禁用　　　　　　　　　B. 妊娠期女性禁用

    C. 哺乳期女性禁用　　　　　　　　　　D. 儿童禁用

    E. 对莫匹罗星或其他含聚乙二醇软膏过敏者禁用

四、多项选择题（共5题，每题1分。每题的备选项中，有2个或2个以上符合题意，错选、少选均不得分）

96. 属于中枢镇静催眠药的有

    A. 苯二氮䓬类　　　　　　　　　　　　B. 巴比妥类

    C. 醛类　　　　　　　　　　　　　　　D. 环吡咯酮类

    E. 褪黑素类

97. 属于中枢肌松药的有

    A. 乙哌立松　　　　　　　　　　　　　B. 巴氯芬

    C. 氯唑沙宗　　　　　　　　　　　　　D. 美他沙酮

    E. 伏立康唑

98. 甘露醇在肾小管减少重吸收的物质有

    A. Na^+　　　　　　　　　　　　　　　B. K^+

    C. Mg^{2+}　　　　　　　　　　　　　　D. Ca^{2+}

    E. 白蛋白

99. 常用的抗过敏药物有

    A. 抗组胺药　　　　　　　　　　　　　B. 肥大细胞膜稳定剂

C. 白三烯受体拮抗剂 D. 糖皮质激素

E. 钙剂血栓素 A_2 受体拮抗剂和生物制品

100. 便秘在妊娠期非常常见，妊娠期便秘的治疗包括

A. 建议患者改变生活方式 B. 可选用聚乙二醇 4000

C. 可选用乳果糖 D. 比沙可啶

E. 蓖麻油

预测试卷（三）

（考试时间 90 分钟）

题型	最佳选择题	配伍选择题	综合分析选择题	多项选择题	总分
题分	40	45	10	5	100
得分					

一、最佳选择题（共 40 题，每题 1 分。每题的备选项中，只有 1 个最符合题意）

1. 多黏菌素的抗菌作用机制不包括
   - A. 致细胞膜通透性增加
   - B. 使细胞内外膜之间的成分交叉引起渗透不平衡，导致细菌膨胀溶解
   - C. 氧化应激反应导致羟自由基的积累，破坏细菌的 DNA
   - D. 阻碍细菌蛋白质合成
   - E. 中和内毒素

2. 关于替加环素使用的说法，错误的是
   - A. 8 岁以下儿童禁用替加环素
   - B. 肾功能不全或接受血液透析患者无须对替加环素进行剂量调整
   - C. 替加环素抑制 CYP1A2、CYP2C8、CYP2C9、CYP2C19、CYP2D6 和 CYP3A4 介导的药物代谢
   - D. 替加环素是 P－gp 的底物
   - E. 治疗前和治疗期间应监测肝功能检查、凝血参数、血液学参数、淀粉酶和脂肪酶

3. 关于 NSAIDs 镇痛作用，说法正确的是
   - A. NSAIDs 产生中等程度的镇痛作用，镇痛作用部位主要在外周
   - B. NSAIDs 产生高等程度的镇痛作用，镇痛作用部位主要在外周
   - C. NSAIDs 产生高程度的镇痛作用，镇痛作用部位主要在中枢
   - D. NSAIDs 产生中等程度的镇痛作用，镇痛作用部位主要在中枢
   - E. NSAIDs 产生中等程度的镇痛作用，在中枢及外周均有镇痛作用

4. 属于第二代抗精神病药物的是
   - A. 氯哌噻吨
   - B. 氟哌啶醇
   - C. 氯氮平
   - D. 舒必利
   - E. 氯丙嗪

5. 下列药物属于肝药酶抑制剂的是
   - A. 苯妥英钠
   - B. 伏立康唑

C. 卡马西平

D. 苯巴比妥

E. 利福平

6. 属于长效巴比妥类药物的是

A. 苯巴比妥

B. 戊巴比妥

C. 异戊巴比妥

D. 硫喷妥钠

E. 司可巴比妥

7. 服用抗帕金森病药恩他卡朋的患者，其尿液可变成

A. 淡绿色

B. 红棕色

C. 蓝绿色

D. 深蓝色

E. 淡粉色

8. 关于乙酰半胱氨酸的说法，错误的是

A. 乙酰半胱氨酸能裂解浓痰中糖蛋白多肽链中的二硫键，使浓痰易于咳出

B. 乙酰半胱氨酸可用于对乙酰氨基酚中毒解救

C. 乙酰半胱氨酸能减弱青霉素类、头孢菌素类及四环素类药物的抗菌活性

D. 对痰液较多的患者，乙酰半胱氨酸可与中枢性镇咳药合用增强疗效

E. 因胃黏膜分泌的黏液糖蛋白肽链中具有二硫键，故有消化道溃疡病史的患者慎用乙酰半胱氨酸

9. 增强脂蛋白脂酶的活性，加速脂蛋白的分解，同时也能减少肝脏中脂蛋白合成的药物是

A. 普罗布考

B. 辛伐他汀

C. 非诺贝特

D. 依折麦布

E. 阿昔莫司

10. 与 NSAIDs 合用，对肾小球滤过有协同抑制作用，当肾功能受影响时症状加重，该药物是

A. 缬沙坦等血管紧张素 Ⅱ 受体拮抗剂

B. 二甲双胍

C. 硝苯地平等钙通道阻滞剂

D. 青霉素类

E. 他汀类

11. 老年人对苯二氮䓬类药物较为敏感，用药后可致平衡功能失调，觉醒后可发生步履蹒跚、思维迟钝等症状，在临床上被称为

A. 震颤麻痹综合征

B. 老年性痴呆

C. "宿醉" 现象

D. 戒断综合征

E. 锥体外系反应

12. 奥司他韦用于甲型和乙型流感治疗时，理想状态是

A. 在流感症状开始 48 小时内就应开始治疗

B. 在流感症状开始 50 小时内就应开始治疗

C. 在流感症状开始 60 小时内就应开始治疗

D. 在流感症状开始 72 小时内就应开始治疗

E. 在流感症状开始 84 小时内就应开始治疗

13. 服用阿兹夫定的方法是
    A. 睡前空腹服用，整片服用，不可碾碎
    B. 早餐前空腹服用，整片服用，不可碾碎
    C. 早餐后服用，整片服用，不可碾碎
    D. 睡前空腹服用，可碾碎
    E. 早餐前空腹服用，可碾碎

14. 卡托普利的服用时间是
    A. 餐前 1 小时服药
    B. 餐中服药
    C. 餐后服药
    D. 睡前 1 小时服药
    E. 睡前服药

15. 为 L－缬氨酰酯化物，口服吸收良好的抗巨细胞病毒药物是
    A. 更昔洛韦
    B. 缬更昔洛韦
    C. 阿昔洛韦
    D. 膦甲酸钠
    E. 齐多夫定

16. 祛痰药为对症治疗药物，使用后一定时间内症状未见好转应及时就医，该时间为
    A. 2 日
    B. 5 日
    C. 7 日
    D. 10 日
    E. 14 日

17. 吡喹酮不用于治疗
    A. 血吸虫病
    B. 肺吸虫病
    C. 眼囊虫病
    D. 姜片虫病
    E. 绦虫病

18. 下列属于广谱驱虫药的是
    A. 甲苯咪唑
    B. 哌嗪
    C. 噻嘧啶
    D. 伊维菌素
    E. 乙胺嗪

19. 可使用硫酸鱼精蛋白迅速逆转其作用且效果最好的药物是
    A. 肝素钠
    B. 达肝素钠
    C. 依诺肝素钠
    D. 那屈肝素钙
    E. 贝米肝素钠

20. 通过竞争性结合质子泵的钾离子，阻止 K^+ 的跨膜转运，从而抑制胃酸分泌的药物是
    A. 伏诺拉生
    B. 右兰索拉唑
    C. 西咪替丁
    D. 铝碳酸镁
    E. 哌仑西平

21. 以下药物中不属于促血小板生成药的是
    A. 重组人血小板生成素　　　　　　　B. 白介素 – 11
    C. 艾曲泊帕　　　　　　　　　　　　D. 罗普司亭
    E. 罗沙司他

22. 适用于哮喘和COPD的预防和长期维持治疗的吸入用糖皮质激素是
    A. 布地奈德　　　　　　　　　　　　B. 泼尼松
    C. 强的松龙　　　　　　　　　　　　D. 氢化可的松
    E. 地塞米松

23. 下列属于第三代头孢菌素，适用于敏感革兰阴性杆菌，尤其铜绿假单胞菌等所致感染的药物是
    A. 头孢他啶　　　　　　　　　　　　B. 头孢拉定
    C. 头孢吡肟　　　　　　　　　　　　D. 头孢克洛
    E. 头孢曲松

24. 强心苷类药可用于
    A. 合并心室率快的心房颤动者
    B. 预激综合征伴心房颤动或扑动者
    C. 室性心动过速者
    D. 心室颤动者
    E. 急性心肌梗死后患者

25. 防治因大量或长期服用异烟肼等引起的周围神经炎的维生素是
    A. 维生素 B_1　　　　　　　　　　　B. 维生素 B_2
    C. 维生素 B_6　　　　　　　　　　　D. 维生素 E
    E. 维生素 K

26. 相对安全的血清地高辛浓度为
    A. 0.5 ~ 1.0ng/ml　　　　　　　　　B. 1.5 ~ 2.0ng/ml
    C. 2.5 ~ 3.0ng/ml　　　　　　　　　D. 3.5 ~ 4.0ng/ml
    E. 4.5 ~ 5.0ng/ml

27. 促进尿酸排泄的抗痛风药为
    A. 苯溴马隆　　　　　　　　　　　　B. 别嘌醇
    C. 醋酸泼尼松　　　　　　　　　　　D. 非布司他
    E. 秋水仙碱

28. 属于免疫哨点抑制剂的是
    A. 贝伐珠单抗　　　　　　　　　　　B. 曲妥珠单抗
    C. 利妥昔单抗　　　　　　　　　　　D. 西妥昔单抗

E. 信迪利单抗

29. 不属于细胞分化诱导剂的抗肿瘤药物是

    A. 二甲基亚砜   B. 亚砷酸

    C. 胸腺五肽   D. 维A酸

    E. 三氧化二砷

30. 一般补钾浓度不宜超过

    A. 45pmol/L   B. 45nmol/L

    C. 45μmol/L   D. 45mmol/L

    E. 45mol/L

31. 使用伊伐布雷定的目标心率是

    A. 30~40 次/分   B. 40~50 次/分

    C. 50~60 次/分   D. 60~70 次/分

    E. 70~80 次/分

32. 硝普钠成人极量为

    A. $10\mu g/(kg \cdot min)$ B. $20\mu g/(kg \cdot min)$

    C. $30\mu g/(kg \cdot min)$ D. $40\mu g/(kg \cdot min)$

    E. $50\mu g/(kg \cdot min)$

33. SGLT-2 抑制剂的常见不良反应是

    A. 升高血压   B. 增加体重

    C. 酮症酸中毒   D. 高血糖

    E. 生殖泌尿道感染

34. 我国自主研发的西格列他钠可用于治疗

    A. 高血压   B. 血脂异常

    C. 酮症酸中毒   D. 2 型糖尿病

    E. 1 型糖尿病

35. 关于左炔诺孕酮使用的描述，错误的是

    A. 作为紧急避孕药时，越早服用越好，可在月经周期任何时间服用

    B. 可能使下次月经提前或延迟，如逾期一周仍未来潮，应检查以排除妊娠

    C. 宫内节育系统可作为年轻未产妇的首选方法

    D. 硅胶棒不宜用于产后或流产后尚未恢复正常月经者

    E. 若患者出现偏头痛，应考虑取出宫内节育系统

36. 下列说法正确的是

    A. 70%~75%乙醇比90%~95%的杀菌效果要高

B. 50% ~55% 乙醇比 70% ~75% 的杀菌效果要高

C. 50% ~55% 乙醇比 60% ~65% 的杀菌效果要高

D. 60% ~65% 乙醇比 70% ~75% 的杀菌效果要高

E. 90% ~95% 乙醇比 70% ~75% 的杀菌效果要高

37. 治疗高脂血症达到中等强度（每日剂量可降低 LDL 30% ~50%），所需药物剂量最小的是

    A. 洛伐他汀   B. 辛伐他汀

    C. 匹伐他汀   D. 氟伐他汀

    E. 阿托伐他汀

38. 关于多黏菌素的使用，错误的是

    A. 不建议多黏菌素单独应用，根据不同感染部位、不同病原菌及药敏情况联合其他抗菌药物

    B. 给药途径包括静脉、雾化吸入、脑室内或鞘内注射

    C. 多黏菌素 B 稳态血药浓度维持在 2 ~4mg/L，多黏菌素 E 稳态血药浓度维持在 2mg/L

    D. 多黏菌素的主要不良反应是肾毒性和神经毒性，以肾毒性最常见

    E. 肾功能不全患者多黏菌素 B 和多黏菌素 E 均需调整剂量

39. 多潘立酮不宜用于

    A. 食管炎引起的消化不良   B. 化疗引起的恶心呕吐

    C. 预防术后呕吐   D. 慢性消化不良

    E. 胃食管反流引起的消化不良

40. 止吐药阿瑞匹坦属于

    A. 抗胆碱能药

    B. 多巴胺受体拮抗剂

    C. 5 - 羟色胺受体 3（5 - HT_3）拮抗剂

    D. 神经激肽（NK - 1）受体拮抗剂

    E. 苯二氮䓬类

二、配伍选择题（共 45 题，每题 1 分。题目分为若干组，每组题目对应同一组备选项，备选项可重复选用，也可不选用。每题只有 1 个备选项最符合题意）

[41 ~43]

    A. 阿米替林   B. 氟西汀

    C. 吗氯贝胺   D. 文拉法辛

    E. 米氮平

41. 属于选择性 5 - 羟色胺再摄取抑制剂的是

42. 属于单胺氧化酶抑制剂的是

43. 属于 5 - 羟色胺和去甲肾上腺素再摄取抑制剂的是

[44 ~ 46]

    A. 盐酸麻黄碱   B. 羟甲唑啉

    C. 左卡巴斯汀   D. 复方薄荷油

    E. 酮替芬

44. 兼有组胺 H_1 受体拮抗作用和抑制过敏反应介质释放作用的药物是

45. 可用于鼻部血管收缩，可直接激动血管平滑肌的 α、β 肾上腺素受体缓解因感冒等引起的鼻塞症状的药物是

46. 可用于鼻部血管收缩的肾上腺素 α_1 受体激动药是

[47 ~ 48]

    A. 血管神经性水肿   B. 低血压

    C. 干咳   D. 血钾升高

    E. 血钾降低

47. ACEI 类药物严重的不良反应是

48. ACEI 类药物最常见的不良反应是

[49 ~ 50]

    A. 凝血酶Ⅲ（AT－Ⅲ）   B. 因子Ⅱa

    C. 因子Ⅸa   D. 因子Ⅹa

    E. 因子Ⅻa

49. 普通肝素的作用靶点是

50. 抑制效应用于标示肝素的剂量的凝血因子是

[51 ~ 52]

    A. 5mg/kg，静脉滴注 1 小时以上，每 12 小时给药 1 次

    B. 5mg/kg，一日 1 次，一周 7 次；或 6mg/kg，一日 1 次，一周 5 次

    C. 一次 1g，每 8 小时给药 1 次

    D. 6mg/kg，一日 1 次，一周 7 次

    E. 5mg/kg，静脉滴注 1 小时以上，每 12 小时给药 1 次

51. 用于治疗巨细胞病毒感染的标准剂量（静脉滴注）中，诱导治疗是

52. 用于治疗巨细胞病毒感染的标准剂量（静脉滴注）中，维持治疗是

[53 ~ 54]

    A. CYP2C9   B. CYP3A4

    C. VKORC1   D. VKORC2

    E. VKORC3

53. 参与华法林 S – 对映体代谢的肝药酶是

54. 参与华法林 R – 对映体代谢的肝药酶是

[55～56]

    A. 氯雷他定   B. 多塞平

    C. 异丙嗪   D. 酮替酚

    E. 塞曲司特

55. 可用于围手术期镇静、镇痛和止吐的抗组胺药物是

56. 全身给药可用于治疗抑郁症及焦虑性神经症的抗组胺药物是

[57～58]

    A. 布美他尼   B. 依普利酮

    C. 乙酰唑胺   D. 氯噻嗪

    E. 托伐普坦

57. 属于噻嗪类利尿药的是

58. 属于血管加压素拮抗药的是

[59～61]

    A. 鹅口疮   B. 验光配镜屈光度检查前的散瞳

    C. 疱疹性龈口炎   D. 季节性过敏性鼻炎

    E. 预防过敏性结膜炎

59. 阿昔洛韦乳膏的适应证是

60. 氮卓斯汀的适应证是

61. 色甘酸钠的适应证是

[62～63]

    A. C_{max}/MIC B. $AUC_{0～24}/MIC$

    C. $\% T_{>MIC}$ D. 日剂量单次给药

    E. 日剂量分多次（或）和延长滴注时间

62. 为提高抗菌药物的疗效，浓度依赖性抗菌药物的给药方案是

63. 为提高抗菌药物的疗效，时间依赖性抗菌药物的给药方案是

[64～65]

    A. 阻碍细菌细胞壁合成   B. 抑制细菌蛋白质合成

    C. 抑制细菌 DNA 的合成和复制   D. 抑制细菌的叶酸代谢

    E. 破坏细菌的线粒体

64. 四环素类药的主要作用机制是

65. 林可霉素类的主要作用机制是

[66～68]

    A. 阿哌沙班   B. 华法林

    C. 达比加群酯   D. 低分子量肝素

E. 磺达肝癸

66. 可口服的直接凝血酶抑制剂是

67. 可口服的直接因子Ⅹa抑制剂是

68. 可减少有功能的凝血因子（Ⅱ、Ⅶ、Ⅸ、Ⅹ）合成的是

[69~70]

A. 1.0%~1.5% B. 0.8%~1%

C. 1%~2% D. 0.5%~0.8%

E. 0.8%~1.8%

69. 二甲双胍降低HbA1c幅度在

70. α-葡萄糖苷酶抑制剂降低HbA1c幅度在

[71~72]

A. 1 B. 3

C. 5 D. 10

E. 1000

71. 唑来膦酸用于治疗骨质疏松症，每年静脉给药的次数是

72. 唑来膦酸用于治疗骨质疏松症，通常连续治疗的年数是

[73~74]

A. 1个月 B. 3个月

C. 6个月 D. 9个月

E. 12个月

73. 服用非那雄胺的男性献血，需要停药至少

74. 服用度他雄胺者献血，需要停药至少

[75~76]

A. 阿托伐他汀 B. 瑞舒伐他汀

C. 氟伐他汀 D. 匹伐他汀

E. 洛伐他汀

75. 以无活性的内酯形式给药，须在肝脏中水解成开环β-羟基酸型方有药理活性的药物是

76. 水溶性较强的药物是

[77~79]

A. 髓袢升支粗段（TAL） B. 远曲小管（DCT）

C. 皮质部集合管（CCT） D. 髓质部集合管（MCT）

E. 近曲小管

77. 托伐普坦作用的肾小管区段是

78. 布美他尼作用的肾小管区段是

79. 吲达帕胺作用的肾小管区段是

[80~82]]

    A. 神经氨酸酶抑制剂（NAI）   B. RNA 聚合酶抑制剂

    C. 血细胞凝聚素（HA）抑制剂   D. M_2 离子通道阻滞剂

    E. 整合酶抑制剂

80. 帕拉米韦属于

81. 阿比多尔属于

82. 金刚烷胺属于

[83~85]

    A. 雷珠单抗   B. 氨溴索

    C. 表皮生长因子   D. 玻璃酸钠

    E. 他克莫司

83. 竞争性地抑制血管内皮生长因子（VEGF）与受体的结合，从而抑制内皮细胞增殖和血管新生的是

84. 促进角膜上皮细胞的再生，缩短受损角膜愈合时间的是

85. 成分黏度高，保湿性好，泪液替代治疗药物是

三、综合分析选择题（共10题，每题1分。题目分为若干组，每组题基于同一个临床情景、病例、实例或者案例展开。每题的备选项中，只有1个最符合题意）

[86~88题共用题干]

    患者，女，33岁，1年前下岗，随后心情低落，对外界缺乏兴趣，早醒，食欲低下，体重下降，诊断为"抑郁症"，予以氟西汀20mg/d治疗，1个月前患者感到已恢复正常，遂自行停药，近1周症状反复，再次到医院就诊。

86. 以下药物不能立刻换用或加用的是

    A. 吗氯贝胺   B. 舍曲林

    C. 西酞普兰   D. 艾司西酞普兰

    E. 帕罗西汀

87. （假设）患者回家服用氟西汀20mg/d，3日后，家人见症状无明显改善，自行将剂量增至60mg/d，患者可能出现的症状不包括

    A. 嗜睡   B. 焦虑

    C. 肌无力   D. 躁狂

    E. 锥体外系反应

88. 患者及家属在确认氟西汀20mg/d疗效欠佳时，应在医生的指导下将药量逐渐加量，且时间应控制在

    A. 1~2周   B. 3~4周

C. 5～6 周　　　　　　　　　　　　　　D. 7～8 周

E. 10 周

[89～91题共用题干]

患者，男，20 岁，因尿少、水肿及高血压 1 周入院，伴乏力、纳差 1 个月。实验室检查发现贫血、血尿、蛋白尿，补体 C3 正常，血肌酐和尿素氮均升高，B 超双肾增大，临床诊断为"急性肾衰竭"。

89. 该患者首选的利尿药是

A. 呋塞米　　　　　　　　　　　　　　B. 乙酰唑胺

C. 吲达帕胺　　　　　　　　　　　　　D. 氨苯蝶啶

E. 氢氯噻嗪

90. 长期应用该药物可引起

A. 高钾血症　　　　　　　　　　　　　B. 高钠血症

C. 高镁血症　　　　　　　　　　　　　D. 高尿酸血症

E. 高氯血症

91. 关于该药注意事项的描述，不正确的是

A. 应用前应询问药物过敏史，对磺胺药过敏者不宜使用

B. 肠道外用药宜用肌内注射

C. 静脉注射时宜用氯化钠注射液稀释

D. 静脉用药剂量为口服的 1/2 时即可达到同样疗效

E. 为避免夜尿过多，应该白天给药

[92～93题共用题干]

患者，女，36 岁，因"时感上腹部发胀不适来诊"，偶感恶心，无反酸、嗳气，查体：腹软，肝脾未及，上腹部轻压痛，无反跳痛。经医师诊断为功能性消化不良，给予多潘立酮治疗。

92. 作为胃肠动力药，多潘立酮属于

A. 选择性 5－HT$_4$ 受体激动剂

B. 外周多巴胺 D$_2$ 受体激动剂

C. 外周多巴胺 D$_2$ 受体拮抗剂

D. 选择性 5－HT$_4$ 受体拮抗剂

E. 非选择性外周多巴胺 D$_2$ 受体激动剂

93. 药师对患者进行用药教育，内容错误的是

A. 询问是否处于哺乳阶段，哺乳期女性使用本品期间应停止哺乳

B. 查看患者肝功能情况，中、重度肝功能不全患者禁用

C. 有时会导致血清泌乳素水平升高、溢乳、女性月经不调等，但停药后即可恢复正常

D. 询问联合用药情况，禁止多潘立酮与氟康唑、伏立康唑、克拉霉素、胺碘酮、伊曲康唑、泊沙康唑、利托那韦、沙奎那韦等药物合用

E. 建议与抑制胃酸分泌药同时服用，促进药物的吸收

[94~95题共用题干]

患者，女，55岁，血清总胆固醇和低密度脂蛋白胆固醇异常，初诊医师建议首先改变生活方式（控制饮食，增强运动）。一个月后复查血脂水平仍未达标，医师处方辛伐他汀片治疗。

94. 该患者服用辛伐他汀片的最适宜时间是

   A. 早上　　　　　　　　　　　　　　B. 上午

   C. 中午　　　　　　　　　　　　　　D. 下午

   E. 晚上

95. 服药期间应监测血生化指标，其中超过正常值上限10倍，提示出现肌毒性，应立即停药的指标是

   A. Hcy　　　　　　　　　　　　　　B. Cr

   C. CK　　　　　　　　　　　　　　 D. BUN

   E. TbiL

四、多项选择题（共5题，每题1分。每题的备选项中，有2个或2个以上符合题意，错选、少选均不得分）

96. 乙哌立松可用于

   A. 改善颈肩臂综合征、肩周炎、腰痛症等疾病的肌紧张状态

   B. 脑血管障碍引起的痉挛性麻痹

   C. 颈椎病引起的痉挛性麻痹

   D. 手术后遗症（包括脑、脊髓肿瘤）引起的痉挛性麻痹

   E. 婴儿脑性瘫痪引起的痉挛性麻痹

97. 下列用药注意事项，说法正确的有

   A. 磷酸氯喹及羟氯喹治疗光化性唇炎时，注意这类药物对眼部的毒性反应，如是否出现视网膜炎、角膜病变等

   B. 盐酸麻黄碱滴鼻液连续使用不得超过3日。否则，可产生"反跳"现象，出现更为严重的鼻塞

   C. 硫酸阿托品眼用凝胶可用于青光眼及前列腺增生者散瞳

   D. 盐酸氮卓斯汀鼻喷雾剂用药期间应尽量避免服用含乙醇的饮料

   E. 牛碱性成纤维细胞生长因子滴眼液为蛋白类药物，应避免置于高温或冰冻环境

98. 对于同型半胱氨酸水平升高的高血压患者，建议补充的维生素有

   A. 维生素 B_1　　　　　　　　　　　B. 维生素 B_6

C. 维生素 B_{12}　　　　　　　　　　D. 烟酸

E. 叶酸

99. 可影响熊去氧胆酸的吸收，需间隔2小时服用的药物有

A. 氢氧化铝　　　　　　　　　　B. 氢氧化铝－三硅酸镁

C. 环孢素　　　　　　　　　　　D. 双歧杆菌三联活菌

E. 考来烯胺

100. 属于促进尿酸排泄的降尿酸药物有

A. 别嘌醇　　　　　　　　　　　B. 非布司他

C. 苯溴马隆　　　　　　　　　　D. 丙磺舒

E. 秋水仙碱

预测试卷（四）

（考试时间90分钟）

题型	最佳选择题	配伍选择题	综合分析选择题	多项选择题	总分
题分	40	45	10	5	100
得分					

一、最佳选择题（共40题，每题1分，每题的备选项中，只有1个最符合题意）

1. 生长抑素的适应证是
   A. 严重消化道出血
   B. 甲状腺功能亢进
   C. 甲状腺功能减退
   D. 血脂异常
   E. 特纳综合征

2. 能引起老年患者共济失调、精神紊乱，但无抗焦虑、抗惊厥作用的镇静催眠药是
   A. 佐匹克隆
   B. 劳拉西泮
   C. 异戊巴比妥
   D. 唑吡坦
   E. 阿普唑仑

3. 唑吡坦的适应证是
   A. 偶发失眠和暂时失眠患者
   B. 焦虑型失眠
   C. 忧郁型失眠
   D. 老年失眠
   E. 精神紧张和疼痛所致失眠

4. 原则上不推荐作为首发精神分裂症患者一线治疗选择的药物是
   A. 阿立哌唑
   B. 奥氮平
   C. 喹硫平
   D. 帕利哌酮
   E. 氯氮平

5. 抗抑郁药米氮平的起效时间一般为
   A. 12~24 小时
   B. 2~3 天
   C. 1 周左右
   D. 2 周左右
   E. 4~6 周左右

6. 可用于改善颈肩臂综合征、肩周炎、腰痛症等疾病的肌紧张状态的是
   A. 乙哌立松
   B. 丁苯酞
   C. 佐匹克隆
   D. 帕利哌酮
   E. 氯哌噻吨

7. 一线抗结核药不包括

    A. 异烟肼   B. 利福平

    C. 吡嗪酰胺   D. 乙胺丁醇

    E. 氟喹诺酮类

8. 下列属于水溶性维生素的是

    A. 维生素 A   B. 维生素 B_2

    C. 维生素 D   D. 维生素 E

    E. 维生素 K

9. 下列属于破坏 DNA 的抗生素是

    A. 庆大霉素   B. 柔红霉素

    C. 博来霉素   D. 克拉霉素

    E. 达托霉素

10. 关于应用镇静催眠药物时需要注意的事项，说法错误的是

    A. 水合氯醛长期用药可产生依赖性及耐受性

    B. 服用镇静催眠药期间应注意避免操纵机器和高空作业

    C. 饮酒可加强苯二氮䓬类药物的作用，建议合用

    D. 需确定患者是否对该类药过敏，一旦出现皮疹等，应立即停药

    E. 雷美替胺的副作用较少，没有戒断反应和反跳性失眠

11. 属于 DNA 多聚酶抑制剂的是

    A. 培美曲塞   B. 卡培他滨

    C. 硫鸟嘌呤   D. 羟基脲

    E. 吉西他滨

12. 患者应用阿司匹林发现消化性溃疡，正确的处理措施为

    A. 立即停用阿司匹林

    B. 减少阿司匹林剂量

    C. 增加阿司匹林剂量

    D. 阿司匹林剂量不变，加以对症处理。

    E. 无须处理

13. 关于儿童应用 NSAIDs 类药物，说法错误的是

    A. 儿童常用退热药为对乙酰氨基酚和布洛芬

    B. 1 个月以上婴幼儿可使用布洛芬

    C. 2 个月以上婴幼儿可使用对乙酰氨基酚

    D. 12 岁以下儿童使用对乙酰氨基酚，每 24 小时不超过 5 次量

    E. 6 个月以上婴幼儿使用布洛芬，每 24 小时不超过 4 次量

14. 伊曲康唑不用于

    A. 皮肤感染
        B. 尿路感染

    C. 甲板感染
        D. 外阴感染

    E. 真菌性角膜炎

15. 右美沙芬（包括盐、单方制剂）属于

    A. 麻醉药品
        B. 第一类精神药品

    C. 第二类精神药品
        D. 毒性药品

    E. 放射药品

16. 基于基因多态性，应用华法林前建议检测

    A. CYP2C9 和 VKORC1 基因多态性
        B. CYP1C2 和 VKORC1 基因多态性

    C. CYP3C4 和 VKORC2 基因多态性
        D. VKORC1 和 VKORC2 基因多态性

    E. CYP2C9 和 CYP3C4 基因多态性

17. 维生素 K 参与合成的凝血因子不包括

    A. 凝血因子 II
        B. 凝血因子 VII

    C. 凝血因子 VIII
        D. 凝血因子 IX

    E. 凝血因子 X

18. 使用华法林治疗静脉血栓栓塞时，INR 的目标范围是

    A. 0.5 ~ 1.5
        B. 1.0 ~ 2.0

    C. 1.5 ~ 2.0
        D. 1.5 ~ 2.5

    E. 2.0 ~ 3.0

19. 下列平喘药为 β_2 受体激动剂的是

    A. 异丙托溴铵
        B. 多索茶碱

    C. 沙美特罗
        D. 布地奈德

    E. 孟鲁司特钠

20. 地塞米松属于

    A. 短效糖皮质激素
        B. 中效糖皮质激素

    C. 长效糖皮质激素
        D. 短效促皮质素

    E. 长效促皮质素

21. 因是前药，需在肝内转化后生效，严重肝功能不全者不宜选用的糖皮质激素是

    A. 氢化可的松
        B. 泼尼松

    C. 泼尼松龙
        D. 甲泼尼龙

    E. 地塞米松

22. 丙硫氧嘧啶的药理作用与作用特点不包括

A. 抑制过氧化酶系统，使摄入到甲状腺细胞内的碘化物不能氧化成活性碘

B. 一碘酪氨酸和二碘酪氨酸的缩合过程受阻，以致不能生成甲状腺激素

C. 直接对抗甲状腺激素

D. 在甲状腺外能抑制 T_4 转化为 T_3

E. 口服易吸收，20～30分钟达甲状腺，60%在肝内代谢，半衰期为2小时，可通过胎盘和乳汁排出

23. 复方左炔诺孕酮片、去氧孕烯炔雌醇片、复方孕二烯酮片均含有的成分是

    A. 炔雌酮   B. 炔雌醇

    C. 维生素 B_6 D. 去氧孕烯

    E. 孕二烯酮

24. 缓解轻至中度哮喘急性症状、COPD 支气管痉挛的首选药物是

    A. 白三烯受体拮抗剂   B. M 胆碱受体拮抗剂

    C. β_2 受体激动剂   D. 磷酸二酯酶抑制剂

    E. 吸入性糖皮质激素

25. 不属于时间依赖性抗菌药物的是

    A. 青霉素类   B. 头孢菌素类

    C. 达托霉素   D. 碳青霉烯类

    E. 林可霉素

26. 适用于痴呆和认知功能减退的膀胱过度活动症患者的药物是

    A. 奥昔布宁   B. 索利那新

    C. 度他雄胺   D. 坦索罗辛

    E. 西地那非

27. M 受体拮抗药的禁忌证不包括

    A. 闭角型青光眼   B. 心动过速

    C. 胃滞纳   D. 重症肌无力

    E. 尿路感染

28. 关于辛伐他汀的药物相互作用，说法错误的是

    A. 辛伐他汀与克拉霉素禁止联用

    B. 辛伐他汀与伏立康唑禁止联用

    C. 辛伐他汀与胺碘酮禁止联用

    D. 与氨氯地平联合应用，辛伐他汀剂量不得超过每天 20mg

    E. 应用辛伐他汀期间，避免摄入大量葡萄柚汁

29. 首选用于单纯饮食控制及体育锻炼治疗无效的 2 型糖尿病，特别是肥胖的 2 型糖尿病的药物是

A. 格列喹酮   B. 瑞格列奈

C. 格列美脲   D. 吡格列酮

E. 二甲双胍

30. 基于对白癜风免疫发病机制的认识，有望成为白癜风治疗的新手段，口服或外用治疗白癜风有效的药物是

A. 托法替尼   B. 巴利昔单抗

C. 阿维 A 酯   D. 司库奇尤单抗

E. 英夫利西单抗

31. 本维莫德用于治疗

A. 银屑病   B. 白癜风

C. 痤疮   D. 过敏性皮炎

E. 祛疤

32. 炎性痤疮宜首选的外用抗菌药是

A. 壬二酸   B. 红霉素

C. 林可霉素   D. 夫地西酸

E. 过氧苯甲酰

33. 下列属于抗氧化药物的是

A. 谷胱甘肽   B. 多烯磷脂酰胆碱

C. 甘草酸二铵   D. 硫普罗宁

E. 水飞蓟宾葡甲胺

34. 新生儿和早产儿使用可能会出现致命性的"喘息综合征"的药物是

A. 双环醇   B. 多烯磷脂酰胆碱注射剂

C. 甘草酸二铵注射剂   D. 硫普罗宁注射剂

E. 水飞蓟宾葡甲胺

35. 孕酮节育器是一种缓释系统，能提高避孕有效率，降低脱落率，有效期是

A. 1 年   B. 3 年

C. 5 年   D. 8 年

E. 10 年

36. 关于利奈唑胺的使用，错误的是

A. 可出现骨髓抑制，风险与疗程相关，停用后血象指标可恢复

B. 具有单胺氧化酶抑制剂作用，避免食用含有大量酪氨酸的食品

C. 有引起血压降低的潜在相互作用

D. 有出现视物模糊的报道，应密切观察视觉症状的出现，必要时监测视觉功能

E. 轻至中度肝功能不全、肾功能不全者无须调整剂量

37. 不属于浓度依赖性抗菌药物的是
   A. 氨基糖苷类
   B. 氟喹诺酮类
   C. 硝基咪唑类
   D. 多黏菌素
   E. 林可霉素

38. 口服不易吸收，仅用于肠道感染的磺胺类抗菌药物是
   A. 磺胺甲噁唑
   B. 磺胺嘧啶
   C. 磺胺异噁唑
   D. 磺胺多辛
   E. 柳氮磺吡啶

39. 需要一日服用多次的CCB是
   A. 氨氯地平片
   B. 左旋氨氯地平片
   C. 硝苯地平片
   D. 乐卡地平片
   E. 拉西地平片

40. 仅用于室性心律失常的是
   A. 胺碘酮
   B. 奎尼丁
   C. 利多卡因
   D. 普罗帕酮
   E. 维拉帕米

二、配伍选择题（共45题，每题1分。题目分为若干组，每组题目对应同一组备选项，备选项可重复选用，也可不选用。每题只有1个备选项最符合题意）

[41 ~ 43]
   A. 巴比妥类
   B. 乙内酰脲类
   C. 苯二氮䓬类
   D. 二苯并氮䓬类
   E. 脂肪酸衍生物

41. 抗癫痫药丙戊酸钠属于

42. 抗癫痫药卡马西平属于

43. 抗癫痫药苯妥英钠属于

[44 ~ 46]
   A. 维生素K
   B. 比伐卢定
   C. 利伐沙班
   D. 磺达肝癸钠
   E. 达比加群酯

44. 可逆转华法林中毒的药物是

45. 可口服的直接凝血酶抑制剂是

46. 可口服的直接Ⅹa因子抑制剂是

[47 ~ 49]
   A. 阿司匹林
   B. 沙格雷酯

  C. 替罗非班   D. 替格瑞洛

  E. 西洛他唑

47. 可逆的结合二磷酸腺苷（ADP）P_2Y_{12}受体的抗血小板药物是

48. 能阻断花生四烯酸转化为血栓素 A_2（TXA_2）的途径，从而抑制血小板聚集的抗血小板药物是

49. 抑制磷酸二酯酶活性，使血小板内环磷酸腺苷（cAMP）浓度上升，抑制血小板聚集的抗血小板药物是

[50 ~ 52]

  A. 氨甲环酸   B. 酚磺乙胺

  C. 海曲泊帕   D. 甲萘氢醌

  E. 重组凝血因子Ⅸ

50. 属于抗纤维蛋白溶解药的是

51. 属于促血小板生成药的是

52. 属于毛细血管止血药的是

[53 ~ 55]

  A. 吸附剂   B. 抗动力药

  C. 抗分泌药   D. 微生态制剂

  E. 口服补液盐

53. 蒙脱石散属于

54. 洛哌丁胺属于

55. 消旋卡多曲属于

[56 ~ 57]

  A. 布地奈德   B. 愈创甘油醚

  C. 抗 IgE 单克隆抗体   D. 乙酰半胱氨酸

  E. 福莫特罗

56. 属于抗炎平喘药的是

57. 属于抗过敏平喘药的是

[58 ~ 59]

  A. M胆碱受体拮抗剂   B. 黄嘌呤类药物

  C. 白三烯受体拮抗剂   D. β_2 肾上腺素受体激动剂

  E. 过敏介质阻释剂

58. 异丙托溴铵属于

59. 茶碱属于

[60～62]

A. 阻碍细菌细胞壁合成

B. 抑制细菌蛋白质合成

C. 抑制细菌 DNA 的合成和复制

D. 抑制细菌的叶酸代谢

E. 破坏细菌的线粒体

60. 糖肽类药的主要作用机制是

61. 酰胺醇类药的主要作用机制是

62. 喹诺酮类药的主要作用机制是

[63～64]

A. 盐酸麻黄碱

B. 羟甲唑啉

C. 左卡巴斯汀

D. 复方薄荷油

E. 酮替芬

63. 可用于鼻用抗过敏的 H_1 受体拮抗药物是

64. 可用作鼻黏膜保护的药物是

[65～66]

A. 鹅口疮

B. 验光配镜屈光度检查前的散瞳

C. 疱疹性龈口炎

D. 季节性过敏性鼻炎

E. 预防过敏性结膜炎

65. 制霉菌素片的适应证是

66. 阿托品的适应证是

[67～68]

A. 阿哌沙班

B. 华法林

C. 达比加群酯

D. 低分子量肝素

E. 磺达肝癸

67. 通过 AT－Ⅲ介导，抑制因子Ⅹa 和Ⅱa 的是

68. 通过 AT－Ⅲ介导，抑制因子Ⅹa 的是

[69～71]

A. CYP3A4 阿托伐他汀

B. CYP2C9 瑞舒伐他汀

C. CYP2C19 普伐他汀

D. CYP2D6 匹伐他汀

E. 不经过 CYP 进行代谢

69. 阿托伐他汀的代谢酶是

70. 洛伐他汀的代谢酶是

71. 氟伐他汀的代谢酶是

[72～73]

    A. 甲氨蝶呤　　　　　　　　　　B. 环磷酰胺

    C. 柳氮磺吡啶　　　　　　　　　D. 糖皮质激素

    E. 非甾体抗炎药

72. 在类风湿关节炎的治疗中，首选的锚定药物是

73. 狼疮性肾炎诱导缓解多选用的药物是

[74～75]

    A. 大豆油来源的长链脂肪乳剂

    B. 中/长链脂肪乳剂

    C. 鱼油脂肪乳剂

    D. 橄榄油脂肪乳剂

    E. 结构脂肪乳剂

74. 临床耐受性较好，居 PN 处方量之首的是

75. 可改善脂代谢、减轻免疫抑制反应的是

[76～78]

    A. 吉非替尼　　　　　　　　　　B. 曲妥珠单抗

    C. 伊马替尼　　　　　　　　　　D. 舒尼替尼

    E. 贝伐珠单抗

76. 属于 EGFR 酪氨酸激酶抑制剂的是

77. 属于 BCR – ABL 酪氨酸激酶抑制剂的是

78. 属于 VEGFR 酪氨酸激酶抑制剂的是

[79～81]

    A. Na^+,K^+–2Cl^-同向转运子　　　B. 磷酸二酯酶

    C. Na^+–Cl^-共转运子　　　　　D. 碳酸酐酶

    E. K^+–Na^+交换

79. 袢利尿药发挥利尿作用的作用靶点是

80. 噻嗪类利尿药长期服用可引起低血钾，是因为其间接促进了远曲小管的

81. 噻嗪类利尿药略增加 HCO_3^- 的排泄，是因为其可以抑制

[82～83]

    A. 维生素 B_1　　　　　　　　　B. 维生素 B_2

    C. 维生素 B_6　　　　　　　　　D. 维生素 B_{12}

    E. 烟酸

82. 作为一种含钴的红色化合物，需转化为甲基钴胺（甲钴胺）和辅酶 B_{12} 后才具有活性，该维生素是

83. 体内黄酶类辅基的组成部分（黄酶在生物氧化还原中发挥递氢作用），当缺乏时可影响机体的生物氧化，该维生素是

[84~85]

    A. 水杨酸   B. 二硫化硒

    C. 对甲氧基肉桂酸异戊酯   D. 氢醌

    E. 炉甘石

84. 属于皮肤吸附剂的是

85. 属于皮肤抗脂溢药的是

三、综合分析选择题（共 10 题，每题 1 分。题目分为若干组，每组题基于同一个临床情景、病例、实例或者案例展开。每题的备选项中，只有 1 个最符合题意）

[86~89]

    患者，女，25 岁，既往体健。就诊主诉"食欲增加伴多汗、怕热 1 月余，烦躁、体温升高 2 日"。查体：心率 123 次/分，血压 119/76mmHg，呼吸 20 次/分，体温 37.6℃，甲状腺 II 度肿大；甲状腺功能三项：FT 3.47.03pmol/L，FT 4.18.64pmol/L，TSH 0.01mU/L；心电图示：窦性心动过速；血常规、肝肾功能无明显异常。诊断：甲状腺功能亢进症。处方药物：甲巯咪唑 10mg，bid，普萘洛尔 10mg，tid。

86. 本治疗方案中，使用普萘洛尔的目的是

    A. 控制患者体温

    B. 控制患者的心率

    C. 预防可能出现的心律失常

    D. 作为心肌梗死的二级预防

    E. 增加甲巯咪唑的疗效

87. 关于抗甲状腺药物，说法错误的是

    A. 疗效较肯定

    B. 不会导致永久性甲减

    C. 疗程长，一般全程需 1.5~2 年

    D. 甲亢不会复发

    E. 可伴发肝损害或粒细胞减少症，缺乏可预测性

88. （假设）患者用药 2 月余，午后突发心慌、饥饿，急进食可短时缓解，但症状仍反复出现。自测血压 110/70mmHg、随机血糖 2.8mmol/L。出现此现象的可能原因是

    A. 甲巯咪唑促胰岛素分泌作用

    B. 普萘洛尔致血压过低

  C. 甲巯咪唑致胰岛素自身免疫综合征

  D. 甲状腺功能缓解初期的常见不良反应

  E. 普萘洛尔致血糖过低

89. （假设）患者用药 1 年余，甲亢控制可，未发现合并不良事件的发生，患者有生育需求，建议

  A. 甲巯咪唑继续使用   B. 甲巯咪唑减量使用

  C. 改为丙硫氧嘧啶   D. 改为碘化钾溶液

  E. 改为卡比马唑

[90～92]

  患者，男性，46 岁，经常头痛，头晕近 8 年。2 天来头痛加重，伴有恶心、呕吐送往急诊。查体：神志模糊，血压 230/120mmHg。尿蛋白（＋＋），尿糖（＋）。入院治疗，经处理，血压仍为 202/120 mmHg，且气急不能平卧，心率 108 次/分，期前收缩 3 次/分，两肺底有湿啰音。

90. 此时正确的治疗是

  A. 毛花苷丙静脉注射   B. 利多卡因静脉滴注

  C. 硝普钠静脉滴注   D. 普罗帕酮静脉注射

  E. 利尿剂快速静脉注射

91. 该药物使用过程中需要注意的事项不包括

  A. 在避光输液瓶中使用

  B. 使用 5% 葡萄糖注射液配制后保存与应用不应超过 24 小时

  C. 紧急时可快速静脉注射

  D. 可使用微量输液泵

  E. 左心衰竭伴低血压时须同时加用心肌正性肌力药

92. 肾功能不全而应用该药超过 48～72 小时者，每天须测定血浆中氰化物或硫氰酸盐，应保持

  A. 硫氰酸盐不超过 20μg/ml，氰化物不超过 1μmol/ml

  B. 硫氰酸盐不超过 50μg/ml，氰化物不超过 2μmol/ml

  C. 硫氰酸盐不超过 100μg/ml，氰化物不超过 3μmol/ml

  D. 硫氰酸盐不超过 200μg/ml，氰化物不超过 4μmol/ml

  E. 硫氰酸盐不超过 300μg/ml，氰化物不超过 5μmol/ml

[93～95]

  患者，女，67 岁，BMI 30.9kg/m^2，因体检时发现血糖异常就诊。空腹血糖 8.9mmol/L，餐后 2 小时血糖 13.8mmol/L，糖化血红蛋白 8.1%。医生给予二甲双胍片，一次 100mg，一日

2 次；达格列净片，一次 5mg，一日 1 次。

93. 达格列净的降糖作用机制是

    A. 抑制胃肠二肽基肽酶 – 4（DPP – 4）

    B. 抑制肠内水解多糖、双糖的 α – 葡萄糖苷酶

    C. 激动肠道的胰高血糖素样肽 – 1（GLP – 1）

    D. 激活过氧化物酶体增殖物激活受体 – γ（PPAR – γ）

    E. 阻滞肾小管钠 – 葡萄糖协同转运蛋白 2（SGLT – 2）对糖的转运和重吸收

94. 关于达格列净的说法，错误的是

    A. 单独使用不增加低血糖风险，与胰岛素或胰岛素促泌剂联合给药增加低血糖风险

    B. 不适用于治疗 1 型糖尿病或糖尿病酮症酸中毒

    C. 降低糖化血红蛋白幅度为 0.5% ~ 1.2%

    D. 可使体重下降 0.6 ~ 3.0kg

    E. 对血压没有影响

95. 达格列净常见的不良反应是

    A. 横纹肌溶解症   B. 急性胰腺炎

    C. 生殖泌尿道感染   D. 心电 Q – T 间期延长

    E. 肌腱炎

四、多项选择题（共 5 题，每题 1 分，每题的备选项中有 2 个或 2 个以上符合题意，错选、少选均不得分）

96. 非苯二氮䓬类肌松药包括

    A. 乙哌立松   B. 苯妥英钠

    C. 氯唑沙宗   D. 美他沙酮

    E. 卡马西平

97. 蒽醌类抗肿瘤抗生素的毒性主要有

    A. 胃肠道反应   B. 肾毒性

    C. 骨髓移植   D. 肝毒性

    E. 心脏毒性

98. 阿法骨化醇和骨化三醇在骨代谢中的作用有

    A. 增加肠钙吸收   B. 促进骨骼矿化

    C. 保持肌力   D. 改善平衡和降低跌倒风险

    E. 增加骨吸收

99. 下列属于核苷（酸）类抗肝炎病毒药物的有

    A. 拉米夫定   B. 替比夫定

C. 恩替卡韦   D. 阿德福韦酯

E. 替诺福韦酯

100. 下列属于抗心力衰竭药物的有

     A. 呋塞米   B. 美托洛尔

     C. 地高辛   D. 硝苯地平

     E. 达格列净

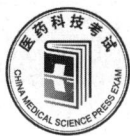

2025 国家执业药师职业资格考试

考前预测6套卷

4套摸底预测卷 + 2套线上预测卷（图书封底扫码获取）

药学专业知识（二）

答案与解析

主 编 董 艳

副主编 王艳丽

编 委 （按姓氏笔画排序）

王亚楠　孙 超　李国辉

冷 冰　陈 晨　范琳琳

柳丽丽　郝园园　侯妮妮

高田田

中国健康传媒集团·北京

中国医药科技出版社

目录
CONTENTS

预测试卷（一）答案与解析

题号	1	2	3	4	5	6	7	8	9	10
答案	A	C	E	D	D	A	E	E	C	A
题号	11	12	13	14	15	16	17	18	19	20
答案	C	E	B	A	A	C	A	B	B	E
题号	21	22	23	24	25	26	27	28	29	30
答案	C	C	D	D	C	C	A	A	A	A
题号	31	32	33	34	35	36	37	38	39	40
答案	A	B	E	B	A	D	E	A	B	C
题号	41	42	43	44	45	46	47	48	49	50
答案	D	E	B	A	C	C	D	E	D	A
题号	51	52	53	54	55	56	57	58	59	60
答案	C	E	D	A	C	D	A	D	E	A
题号	61	62	63	64	65	66	67	68	69	70
答案	B	D	B	D	E	B	E	D	A	B
题号	71	72	73	74	75	76	77	78	79	80
答案	D	D	B	A	B	A	C	A	B	D
题号	81	82	83	84	85	86	87	88	89	90
答案	A	C	D	E	A	E	C	A	C	C
题号	91	92	93	94	95	96	97	98	99	100
答案	B	D	C	A	B	AB	ABCD	ABCD	ACDE	BCDE

1. 解析：本题考查抗疟药的作用特点。甲硝唑是治疗阿米巴肝脓肿的首选药物。故正确答案为A。

2. 解析：本题考查苯二氮䓬类药物的作用特点。通常用于治疗失眠的苯二氮䓬类药物包括三唑仑、艾司唑仑、劳拉西泮、替马西泮、氟西泮和夸西泮。这些药物之间的主要区别是作用持续时间。三唑仑是短效药，艾司唑仑、劳拉西泮和替马西泮是中效药，氟西泮和夸西泮是长效药。故正确答案为C。

3. 解析：本题考查特立帕肽的用法用量。本品总共治疗的最长时间为24个月。患者终生仅可接受一次为期24个月的治疗。故正确答案为E。

4. 解析：本题考查抗流感病毒药的代表药物。玛巴洛沙韦的用法用量：在症状出现后48小时内单次服用本品，可与或不与食物同服。应避免与乳制品等钙强化饮料、含高价阳离子的泻药、抗酸药或口服补充剂（如钙、铁、镁、硒或锌）同时服用。故正确答案为D。

5. 解析：本题考查磺胺类抗菌药物的作用特点。磺胺类抗菌药物自1935年用于临床至今，近年来虽然有较多的化学合成药物问世，但由于磺胺类抗菌药物治疗某些感染性疾病仍具有良好疗效（如肺孢子菌肺炎），且使用方便，价格低廉，故在抗感染药物中仍占有一定地位。故正确答案为D。

6. 解析：本题考查伯氨喹的注意事项。葡萄糖－6－磷酸脱氢酶缺乏者服用伯氨喹可能发生急性溶血性贫血，一旦发生，应立即停药；也可发生高铁血红蛋白过多症，出现发绀、胸闷等症状。大剂量连续服用乙胺嘧啶（如一日25mg，连续1个月以上）可出现叶酸缺乏的症状。故正确答案为A。

7. 解析：本题考查巴比妥类药物的典型不良反应。巴比妥类药常见嗜睡、精神依赖性、步履蹒跚、肌无力等"宿醉"现象。长期应用后可发生药物依赖性，表现为强烈要求继续应用或增加剂量，或出现心因性依赖、戒断综合征。巴比妥类药可能导致过敏，患者易出现皮疹，严重者可能发生剥脱性皮疹和史蒂文斯－约翰逊综合征。故正确答案为E。

8. 解析：本题考查左炔诺孕酮硅胶棒的临床使用。计划妊娠者，需在取出6个月后方可受孕。埋植期间如妊娠，建议人工流产终止妊娠，并取出埋植剂。故正确答案为E。

9. 解析：本题考查复方磺胺甲噁唑的常用制剂与规格。片剂：每片含磺胺甲噁唑0.4g，甲氧苄啶0.08g。故正确答案为C。

10. 解析：本题考查多黏菌素的药理作用与作用机制。多黏菌素B和多黏菌素E在抗菌谱上基本一致，属窄谱抗菌药物，对绝大多数需氧革兰阴性杆菌有较好的活性。而所有革兰阳性菌、厌氧菌以及部分革兰阴性球菌（淋病奈瑟菌、脑膜炎奈瑟菌）、支原体、衣原体、变形杆菌、摩根菌属、沙雷菌属、伯克菌属、寄生虫等对多黏菌素耐药。故正确答案为A。

11. 解析：本题考查非甾体抗炎药的分类及代表药物。塞来昔布、依托考昔等以选择性抑制COX－2为目的，而特殊设计的药物习惯性地称为昔布（考昔）类。故正确答案为C。

12. 解析：本题考查NSAIDs的作用包括：①解热作用。②镇痛作用。③抗炎作用。④抗风湿作用。⑤抑制血小板聚集的作用。故正确答案为E。

13. 解析：本题考查镇咳药的作用特点。可待因镇咳作用强而迅速，约为吗啡的1/4。右美沙芬镇咳强度与可待因相等或略强。福尔可定具有与可待因相似的镇咳、镇痛作用。二氧丙嗪 10mg 的镇咳作用与可待因 15mg 相当。苯丙哌林镇咳作用较强，为可待因的 2~4 倍。喷托维林镇咳作用强度约为可待因的 1/3。依普拉酮的等效镇咳剂量约为可待因的 2 倍。综上所述，设可待因的镇咳强度为 1，则以上药物的镇咳作用从弱到强排列为：喷托维林（1/3）＜福尔可定（1）≈可待因（1）≈右美沙芬（1）＜苯丙哌林（2~4）≤吗啡（4）。故正确答案为 B。

14. 解析：本题考查 NSAIDs 的药代动力学特点。保泰松可穿透滑液膜，在滑液膜间隙内的浓度可达血浓度的 50%，停药后，关节组织中保持较高浓度可达 3 周之久。故正确答案为 A。

15. 解析：本题考查 NSAIDs 的禁忌证。12 岁以下儿童禁用尼美舒利。故正确答案为 A。

16. 解析：本题考查可待因的临床应用注意。可待因为前药，约 15% 经 CYP2D6 代谢为吗啡。故正确答案为 C。

17. 解析：本题考查胃黏膜保护药的药理作用与作用机制。枸橼酸铋钾、胶体果胶铋和硫糖铝在胃酸环境中形成胶体保护层，覆盖于胃溃疡面上以促进溃疡愈合。故正确答案为 A。

18. 解析：本题考查解痉药的分类。胃肠解痉药包括抗胆碱 M 受体药、季铵类药物、罂粟碱类药物和钙通道阻滞剂。以阿托品为代表的颠茄生物碱，能与胆碱 M 受体结合，发挥松弛胃肠平滑肌、解除胃肠痉挛和缓解疼痛的功效。此类药物还包括山莨菪碱、丁溴东莨菪碱和东莨菪碱。故正确答案为 B。

19. 解析：本题考查抗高血压药的作用特点。我国批准的儿童降压药有卡托普利、氨苯蝶啶、氯噻酮、氢氯噻嗪、呋塞米、氨氯地平、普萘洛尔、阿替洛尔及哌唑嗪。故正确答案为 B。

20. 解析：本题考查沙库巴曲缬沙坦的药理作用与作用机制。沙库巴曲缬沙坦钠含有脑啡肽酶抑制剂沙库巴曲和血管紧张素受体拮抗剂缬沙坦。故正确答案为 E。

21. 解析：本题考查抗心律失常药的药理作用与作用机制，以及分类。（1）使 Q-T 间期延长的有：①Ⅰa 类，奎尼丁，普鲁卡因胺；②作用于钾通道的药物（Ⅲ类抗心律失常药），胺碘酮、索他洛尔。（2）使 Q-T 间期缩短的是Ⅰb 类：苯妥英钠、美西律等。（3）不影响 Q-T 间期的是Ⅰc 类：普罗帕酮等。故正确答案为 C。

22. 解析：本题考查钙通道阻滞剂的作用特点。第二代 CCB 通过改革为缓释或控释剂型而使药代动力学特性有了明显改善（如硝苯地平控释片，以独特的胃肠膜控释技术和零级释放模式使药物 24 小时均匀释放，保证了药物治疗的长效性和平稳性）。故正确答案为 C。其余选项的药物属于第三代 CCB。

23. 解析：本题考查非洛地平的临床应用注意。非洛地平是 CYP3A4 的底物。抑制或诱导 CYP3A4 的药物对非洛地平血药浓度会产生明显影响。故正确答案为 D。

24. 解析：本题考查普萘洛尔的禁忌证。①支气管哮喘。②心源性休克。③心脏传导阻滞（二至三度房室传导阻滞），重度或急性心力衰竭。④窦性心动过缓。故正确答案为 D。

25. 解析：本题考查硝普钠的适应证。硝普钠用于高血压急症（高血压危象、高血压脑病、恶性高血压、嗜铬细胞瘤手术前后阵发性高血压、外科麻醉期间进行控制性降压），急性心力衰竭，急性肺水肿。故正确答案为 C。

26. 解析：本题考查眼部用药的分类。抗血管内皮生长因子（VEGF）药物主要通过阻断由 VEGF 介导的信号传递，抑制病变新生血管的生长，治疗多种眼底新生血管疾病，包括湿性年龄相关性黄斑变性、糖尿病黄斑水肿、视网膜静脉阻塞、新生血管性青光眼及虹膜新生血管等，代表药品有雷珠单抗、康柏西普和阿柏西普等。故正确答案为 C。

27. 解析：本题考查主要降胆固醇药物的临床用药评价。他汀类药是现有调脂药中降低 LDL 作用最强的一类药。故正确答案为 A。

28. 解析：本题考查袢利尿药的作用特点。袢利尿药可用于心力衰竭的患者，其产生有效的静脉血管扩张作用与利尿作用无关，而是通过对血管的调节作用影响血流动力学，从而增加全身静脉血容量，降低左心室充盈压。并通过增强前列腺素合成来降低左心室充盈压。故正确答案为 A。

29. 解析：本题考查利尿药的分类。留钾利尿药能够减少 K^+ 排出，可分为两类：醛固酮受体拮抗剂（如螺内酯、依普利酮）与肾小管上皮细胞 Na^+ 通道阻滞剂（如氨苯蝶啶、阿米洛利）。袢利尿药、噻嗪类与类噻嗪类利尿药均促进钾的排泄。故正确答案为 A。

30. 解析：本题考查托特罗定的适应证。抗胆碱药托特罗定是非选择性的 M 受体拮抗药，药理作用单一，主要用于治疗膀胱过度活动症。适用于因膀胱过度兴奋引起的尿频、尿急或紧迫性尿失禁症状的治疗。故正确答案为 A。

31. 解析：本题考查生长激素的适应证。重组人生长激素的适应证有：①因内源性生长激素缺乏所引起的儿童生长缓慢。②儿童慢性肾功能不全导致的生长障碍。③成人生长激素缺乏症；特纳综合征。④重度烧伤治疗、手术、创伤后高代谢状态（负氮平衡），烧伤，脓毒败血症。⑤已明确的下丘脑－垂体疾病所致的生长激素缺乏症和经至少 2 周不同的生长激素刺激试验确诊的生长激素显著缺乏症。故正确答案为 A。

32. 解析：本题考查去氨加压素的适应证。醋酸去氨加压素用于治疗中枢性尿崩症；夜间遗尿（6 岁或以上的患者）；肾尿液浓缩功能试验。故正确答案为 B。

33. 解析：本题考查肾上腺糖皮质激素的药理作用与作用机制。①抗炎作用。②免疫抑制作用。③抗毒素作用。④抗休克作用。⑤影响代谢：糖皮质激素可升高血糖；提高蛋白质的分解代谢；可改变身体脂肪的分布，形成向心性肥胖；可增强钠离子再吸收及钾、钙、磷的排泄。⑥影响血液和造血系统的作用。⑦其他。故正确答案为 E。

34. 解析：本题考查糖皮质激素的分类。①短效：可的松、氢化可的松。②中效：泼尼松、泼尼松龙、甲泼尼龙、地夫可特（Deflazacort）氟氢可的松、曲安西龙。③长效：倍他米松、地塞米松。④关节腔内注射：醋酸曲安奈德、醋酸甲泼尼龙、帕拉米松。故正确答案为 B。

35. 解析：本题考查甲状腺激素类药物的作用特点。左甲状腺素服药后 1 个月疗效明显。故正确答案为 A。

36. 解析：本题考查丙硫氧嘧啶的不良反应。偶发的严重不良反应有粒细胞减少症、粒细胞缺乏症、贫血、再生障碍性贫血和血小板减少症。粒细胞减少通常没有明显的临床症状；服用丙硫氧嘧啶可能在治疗开始后数周至数月内出现，故用药期间应定期监测血常规，一旦发现应建议患者马上停止服药。故正确答案为 D。

37. 解析： 本题考查 β - 内酰胺酶抑制剂复方制剂的基本知识。头孢他啶阿维巴坦覆盖大多数肠杆菌目细菌〔包括产 AmpC、β - 内酰胺酶、ESBLs 肠杆菌及部分肺炎克雷伯菌碳青霉烯酶（KPC）和 OXA 型碳青霉烯酶的肠杆菌目细菌〕，以及单用头孢他啶时 MIC 较高的铜绿假单胞菌种，对不动杆菌或产金属 β - 内酰胺酶的微生物无抗菌活性，对厌氧菌的抗菌活性不如其他 β - 内酰胺酶复方制剂。故正确答案为 E。

38. 解析： 本题考查干扰核酸生物合成药物的分类。二氢叶酸还原酶抑制剂包括甲氨蝶呤、培美曲塞。故正确答案为 A。

39. 解析： 本题考查干扰核酸生物合成药物的药物相互作用。氟尿嘧啶与四氢叶酸合用时，可降低氟尿嘧啶毒性，提高氟尿嘧啶疗效。应当先给予四氢叶酸，再用氟尿嘧啶。故正确答案为 B。

40. 解析： 本题考查替吉奥的临床应用注意。替吉奥胶囊停药后，如需要服用其他的氟尿嘧啶类抗肿瘤药或氟胞嘧啶抗真菌药，必须有至少 7 日的洗脱期；其他的氟尿嘧啶类抗肿瘤药或氟胞嘧啶抗真菌药停用后，考虑到之前药物的影响，如使用替吉奥胶囊，必须有适当的洗脱期。故正确答案为 C。

[41~42] 解析： 本题考查抗抑郁药的适应证。氟西汀的适应证有抑郁症、强迫症及神经性贪食症；帕罗西汀的适应证有抑郁症、强迫症、惊恐障碍及社交恐惧症等。故正确答案为 DE。

[43~45] 解析： 本题考查抗病毒药的分类。①抗疱疹病毒药物：伐昔洛韦、喷昔洛韦、泛昔洛韦、更昔洛韦、伐更昔洛韦、昔多福韦、膦甲酸钠、福米韦生、膦甲酸钠。②抗流感病毒药物：奥司他韦、玛巴沙洛韦。③抗逆转录病毒药物：去羟肌苷、司他夫定、

奈韦拉平、茚地那韦。故正确答案为 BAC。

[46~48] 解析： 本题考查抗风湿药的分类及代表药物。①依那西普属于 TNF - α 抑制剂，是一种融合蛋白，通过阻断 TNF - α 与其受体结合，减少炎症反应。②司库奇尤单抗属于 IL - 17 抑制剂，通过阻断 IL - 17A 信号通路，减少促炎细胞因子的释放。③枸橼酸托法替布属于 JAK 抑制剂，通过抑制 JAK 激酶，阻断 JAK/STAT 通路，减轻炎症反应。故正确答案为 CDE。

[49~51] 解析： 本题考查抑酸剂、抗酸药与胃黏膜保护药的分类及主要代表药物。质子泵抑制剂（PPI）代表药品包括奥美拉唑、艾司奥美拉唑、兰索拉唑、泮托拉唑、雷贝拉唑、艾普拉唑、右兰索拉唑和安奈拉唑。H_2 受体拮抗剂包括西咪替丁、雷尼替丁、法莫替丁、尼扎替丁、罗沙替丁和拉呋替丁。抗酸药是含钠、镁、铝或钙的弱碱性盐，口服后可中和胃酸，快速改善反酸、烧心和胃部不适症状。氢氧化铝与胃酸生成氯化铝，有收敛和局部止血作用，但铝可引起便秘。镁有导泻作用，铝碳酸镁同时含有镁和铝，能降低便秘和腹泻的发生风险。故正确答案为 DAC。

[52~53] 解析： 本题考查抑酸剂的作用机制。①伏诺拉生是钾离子竞争性酸阻滞剂。钾离子竞争性酸阻滞剂通过竞争性结合质子泵的钾离子结合位点，阻止 K^+ 的跨膜转运，抑制胃酸分泌。②米索前列醇是前列腺素类抑酸剂。前列腺素作用于胃腺浅表上皮细胞的前列腺素 PGE_2 和 PGI_2 受体，促进胃腺分泌碳酸氢盐和黏液，前列腺素也能抑制组胺分泌，还能扩张胃黏膜局部血管，增加流向受损细胞的血流量，促进溃疡愈合。故正确答案为 ED。

[54~55] 解析： 本题考查口服降糖药

的分类。我国自主研发的过氧化物酶体增殖物激活受体（PPAR）全激动剂西格列他钠和葡萄糖激酶激活剂多格列艾汀，经国家药品监督管理局批准，分别于2021和2022年上市。故正确答案为AC。

[56～57] 解析：本题考查抗心律失常药的药理作用与作用机制。（1）Ⅰ类抗心律失常药分为3类。①Ⅰa：奎尼丁、普鲁卡因胺等。②Ⅰb：苯妥英钠、美西律等。③Ⅰc：普罗帕酮等。（2）Ⅲ类抗心律失常药：胺碘酮、索他洛尔。故正确答案为DA。

[58～59] 解析：本题考查利尿药的分类。①噻嗪类与类噻嗪类利尿药：噻嗪类有氢氯噻嗪、氯噻嗪，类噻嗪类有吲达帕胺等。②渗透性利尿药（脱水剂）：甘露醇、甘油果糖、葡萄糖（高渗）。故正确答案为DE。

[60～61] 解析：本题考查肾上腺糖皮质激素的作用特点。糖皮质激素的使用方法如下。（1）替代治疗：①长程替代方案。适用于原发或继发性慢性肾上腺皮质功能减退症；②应急替代方案。适用于急性肾上腺皮质功能不全及肾上腺危象；③抑制替代方案。适用于先天性肾上腺皮质增生症。（2）短程治疗：适用于应激性治疗，或感染及变态反应类疾病所致的机体严重器质性损伤，如结核性脑膜炎及胸膜炎、剥脱性皮炎或器官移植急性排斥反应等。配合其他有效治疗措施，停药时须逐渐减量以至停药。使用一般＜1个月。故正确答案为AB。

[62～63] 解析：本题考查甲状腺相关药物的用法用量。丙硫氧嘧啶（PTU）通过抑制脱碘酶活性而减少甲状腺外组织中的T_4转化为T_3，但肝毒性大于甲巯咪唑（MMI），故除严重病例、甲状腺危象、孕早期或对MMI过敏者首选PTU治疗外，其他情况MMI

应列为首选药物。故正确答案为DB。

[64～66] 解析：本题考查胰岛素的作用特点。①短效胰岛素：人胰岛素注射液。②速效胰岛素类似物：门冬胰岛素注射液、赖脯胰岛素注射液、谷赖胰岛素注射液。③中效胰岛素：精蛋白人胰岛素注射液。④长效胰岛素。⑤长效胰岛素类似物：甘精胰岛素注射液（U100）、甘精胰岛素注射液（U300）、地特胰岛素注射液、德谷胰岛素注射液。⑥混合人胰岛素：精蛋白人胰岛素混合注射液（30R）、精蛋白人胰岛素混合注射液（40R）、精蛋白人胰岛素混合注射液（50R）。⑦混合胰岛素类似物：门冬胰岛素30注射液、门冬胰岛素50注射液、精蛋白锌重组赖脯胰岛素混合注射液（25R）、精蛋白锌重组赖脯胰岛素混合注射液（50R）。⑧双胰岛素类似物：德谷门冬双胰岛素注射液。故正确答案为DEB。

[67～69] 解析：本题考查口服降糖药的分类。①钠－葡萄糖协同转运蛋白2抑制剂：达格列净、恩格列净、卡格列净。②二肽基肽酶－4抑制剂：西格列汀、沙格列汀、维格列汀、利格列汀、阿格列汀。③噻唑烷二酮类胰岛素增敏剂：吡格列酮、罗格列酮。故正确答案为EDA。

[70～71] 解析：本题考查口服降糖药的用法。①阿卡波糖用餐前即刻整片吞服或与前几口食物一起咀嚼服用，剂量因人而异。②格列美脲口服：起始剂量一次1mg，一日1次顿服；建议早餐前或早餐中服用，若不进早餐则于第一次正餐前或餐中服用；以适量的水整片吞服。故正确答案为BD。

[72～74] 解析：本题考查全身用抗过敏药物的主要代表药物。①第一代抗组胺药：苯海拉明、氯苯那敏、赛庚啶、异丙嗪、羟嗪、去氯羟嗪、曲普利啶、酮替芬、茶苯海

明、安他唑啉、氯马斯汀、多塞平等。②第二代抗组胺药：特非那定、非索非那定、氯雷他定、地氯雷他定、奥洛他定、卢帕他定、阿伐斯汀、贝他斯汀、咪唑斯汀、氮斯汀、依巴斯汀、依美斯汀、西替利嗪、左西替利嗪等。③肥大细胞稳定剂：色甘酸钠、酮替芬、奥洛他定。④白三烯受体拮抗剂：孟鲁司特、普仑司特、异丁司特。⑤血栓素 A_2 受体拮抗剂：塞曲司特。⑥其他抗过敏药：曲尼司特。故正确答案为 DBA。

[75～77] 解析：本题考查抗疟药的药理作用与作用机制。按抗疟药对疟原虫不同虫期的作用，可将其分为杀灭红细胞外期裂子体及休眠子的抗复发药，如伯氨喹；杀灭红细胞内裂体增殖期的抗临床发作药，如氯喹、青蒿素类；杀灭子孢子抑制蚊体内孢子增殖的药物，如乙胺嘧啶。甲苯咪唑能直接抑制肠道寄生虫对葡萄糖的摄入，导致虫体内糖原耗竭，使其无法生存而死亡。伊维菌素直接毒性效应（可能是通过增强抑制性神经递质 γ-氨基丁酸介导的）和（或）抑制子宫内微丝蚴的发育和雌性成虫的释放。故正确答案为 BAC。

[78～80] 解析：本题考查直接影响 DNA 结构和功能的药物药理作用与作用机制。①破坏 DNA 的烷化剂分子中含有烷基，通常含有一个或两个烷基。这些烷基通常可转变成缺电子的活泼中间产物，这些产物与细胞的生物大分子（DNA、RNA 及蛋白质）中含有的电子基团（如氨基、巯基、羟基、羧酸基、磷酸基等）共价结合，发生烷化反应，使这些细胞成分在细胞代谢中失去作用，从而使细胞的组成发生变异，影响细胞分裂，致使细胞死亡。②破坏 DNA 的铂类化合物的作用机制主要是其进入肿瘤细胞后通过水合配离子的形式与 DNA 结构形成 Pt‑DNA 加

合物，从而介导肿瘤细胞坏死或凋亡，进而产生抗癌效果。③拓扑异构酶抑制剂可通过影响 Topo 酶作用过程的各个阶段来破坏酶的活性。既可以直接作用于 DNA，也可以作用于拓扑异构酶，还可以作用于 DNA 拓扑异构酶‑DNA 断裂复合物，来完成对拓扑异构酶活性的抑制，并最终导致细胞凋亡。故正确答案为 ABD。

[81～82] 解析：本题考查水溶性维生素的药理作用与作用机制。①维生素 B_1 被人体吸收后，转变为有生物活性的硫胺焦磷酸酯，是脱羧辅酶的组成部分。②维生素 B_6 具有两种衍生物（吡哆醛和吡哆胺），具有同等作用，在体内可以相互转化。故正确答案为 AC。

[83～85] 解析：本题考查维生素的药理作用与作用机制。①缺乏维生素 C 可导致坏血病、牙龈出血，补充维生素 C 可用于防治。②烟酸缺乏时与烟酰胺缺乏时的症状相同，可影响细胞的正常呼吸和代谢而发生糙皮病。糙皮病的特点是具有以皮肤、胃肠道和中枢神经系统为主的体征和症状。③当维生素 B_1 缺乏时，如维生素 B_1 缺乏所致的维生素 B_1 缺乏症（脚气病）或 Wernicke 脑病。故正确答案为 DEA。

86. 解析：本题考查雷美替胺的作用特点。雷美替胺主要通过 CYP1A2 代谢。故正确答案为 E。

87. 解析：本题考查雷美替胺的药物相互作用。环丙沙星是 CYP1A2 系统的强效抑制剂，会明显升高雷美替胺的血清浓度，引起不良反应的风险增加，常见有嗜睡、头晕、恶心、乏力和头痛。故正确答案为 C。

88. 解析：本题考查雷美替胺的不良反应。雷美替胺常见不良反应有嗜睡、头晕、恶心、乏力和头痛。可能发生泌乳素水平升

高和睾酮水平下降。故正确答案为A。

89. 解析：本题考查雷美替胺的药物相互作用。①雷美替胺由CYP1A2代谢，少部分也通过CYP2C9及CYP3A4代谢。氟伏沙明和环丙沙星是CYP1A2的强效抑制剂，会明显升高雷美替胺的血清浓度，不应与雷美替胺合用。CYP2C9及CYP3A4的其他抑制剂也可能增加雷美替胺毒性风险。②CYP450酶酶诱导剂利福平可能降低雷美替胺的疗效。故正确答案为C。

90. 解析：本题考查美罗培南的用法用量。3个月以上儿童：一次20mg/kg，每8小时给药1次。故正确答案为C。

91. 解析：本题考查美罗培南的药物相互作用。碳青霉烯类药与丙戊酸钠合用时，可促进丙戊酸代谢，导致其血浆药物浓度降低至有效浓度以下，甚至引发癫痫发作。故正确答案为B。

92. 解析：本题考查氯吡格雷的临床应用注意。CYP2C19参与活性代谢产物和中间代谢产物2-氧-氯吡格雷的形成。根据CYP2C19代谢型，将患者分为超快代谢、快代谢、中间代谢、慢代谢型，其中，在超快、快和中间代谢型受试者之间没有观察到氯吡格雷活性代谢物血药浓度和平均血小板聚集抑制率（IPA）数据的明显差异，而慢代谢者中的活性代谢血药浓度比快代谢者低63%~71%，慢代谢者中的抗血小板作用降低。故正确答案为D。

93. 解析：本题考查氯吡格雷的临床应用注意。如果漏服，且超过常规服药时间的12小时后漏服，应在下次常规服药时间服用标准剂量，无须剂量加倍。故正确答案为C。

94. 解析：本题考查氯吡格雷的药物相互作用。氯吡格雷口服吸收后，约有20%经CYP2C19代谢为有抗血小板活性的代谢物，

奥美拉唑和艾司奥美拉唑能明显抑制CPY2C19活性，会降低氯吡格雷经CYP2C19的代谢比例，影响抗血小板药效。故正确答案为A。

95. 解析：本题考查PPI的药物相互作用。肠溶剂型的阿司匹林建议餐前空腹服用，餐后服用肠溶剂型，药物可能被食物阻隔在胃中不能及时进入肠道，可能提前在胃内溶解，增加局部刺激性。故正确答案为B。

96. 解析：本题考查唑吡坦的药理作用及作用机制。GABA$_A$受体激动剂，如含有咪唑并吡啶结构的唑吡坦，仅具有镇静催眠作用，而无抗焦虑、肌肉松弛和抗惊厥等作用。故正确答案为AB。

97. 解析：本题考查糖皮质激素的临床使用。糖皮质激素广泛用于各类急危重疾病的救护治疗中，如：①急性或暴发性感染，如肺炎、脑膜炎、病毒性心肌炎、脓毒性休克等。②自身免疫性疾病急性发作，如系统性红斑狼疮、原发性免疫性血小板减少症/特发性血小板减少性紫癜、自身免疫性溶血性贫血等。③过敏性疾病重症或急性发作期，如过敏性休克、过敏性哮喘急性发作、过敏性重症药疹等。④内分泌急症如肾上腺危象和甲状腺危象、亚急性甲状腺炎发作期等。⑤急性创伤性疾病在进入休克失代偿期后，如外伤骨折、急性脊髓损伤、脂肪栓塞综合征等。故正确答案为ABCD。

98. 解析：本题考查平喘药的代表药物。异丙托溴铵为M胆碱受体拮抗剂，色甘酸钠为过敏介质阻释剂，奥马珠单抗为抗IgE单克隆抗体，美泊利珠单抗为抗IL-5单克隆抗体，以上均为平喘药。依洛尤单抗为调脂药。故正确答案为ABCD。

99. 解析：本题考查伏立康唑的不良反应。伏立康唑可出现少见的严重肝脏毒性

（如肝炎、淤胆和暴发型肝功能衰竭），治疗期间需监测肝功能，如发生异常应停止治疗。其他均正确。故正确答案为 ACDE。

100. 解析：本题考查升华硫的药理作用。升华硫有杀菌及杀虫作用，还能去除油脂，有角质促成和角质溶解作用。在 2% ~ 3% 时有角化促成、止痒作用，5% ~ 15% 或更高浓度时则有杀虫、杀菌、角质剥脱和脱脂作用。故正确答案为 BCDE。

预测试卷（二）答案与解析

题号	1	2	3	4	5	6	7	8	9	10
答案	C	C	E	B	B	E	E	B	B	E
题号	11	12	13	14	15	16	17	18	19	20
答案	D	B	D	E	A	A	D	A	D	D
题号	21	22	23	24	25	26	27	28	29	30
答案	E	D	D	E	B	B	C	C	E	D
题号	31	32	33	34	35	36	37	38	39	40
答案	E	A	D	B	C	B	E	E	D	C
题号	41	42	43	44	45	46	47	48	49	50
答案	A	B	E	A	C	D	A	D	B	A
题号	51	52	53	54	55	56	57	58	59	60
答案	D	D	E	C	B	A	B	C	C	B
题号	61	62	63	64	65	66	67	68	69	70
答案	A	B	C	D	B	B	A	C	A	B
题号	71	72	73	74	75	76	77	78	79	80
答案	D	E	B	C	C	B	A	C	A	D
题号	81	82	83	84	85	86	87	88	89	90
答案	C	A	D	E	E	C	B	C	C	E
题号	91	92	93	94	95	96	97	98	99	100
答案	D	E	D	E	E	ABCDE	ABCD	ABCD	ABCDE	ABC

1. 解析：本题考查醛类的作用特点。醛类：水合氯醛催眠作用温和，可缩短睡眠潜伏期，减少夜间觉醒次数，不缩短快动眼睡眠期（REMS）睡眠时间，较大剂量有抗惊厥作用，可用于小儿高热、破伤风及子痫引起的惊厥。故正确答案为C。

2. 解析：本题考查地西泮的适应证。地西泮用于焦虑、镇静催眠、抗癫痫和抗惊厥，并缓解炎症所引起的反射性肌肉痉挛等；也可用于治疗惊厥症、紧张性头痛及家族性、老年性和特发性震颤，或手术麻醉前给药。故正确答案为C。

3. 解析：本题考查对帕金森病治疗的理解。帕金森病的运动症状和非运动症状应采取全面综合的治疗。治疗方法和手段包括药物治疗、手术治疗、运动疗法、心理疏导及照料护理等。药物治疗为首选，且是整个治疗过程中的主要手段，手术治疗则是药物治疗的一种有效补充。目前应用的药物治疗只能改善患者的症状，没有药物能够治愈帕金森病或防止其随时间推移而恶化。故正确答案为E。

4. 解析：本题考查抗病毒药的适应证。更昔洛韦用于治疗危及生命或视觉的受巨细胞病毒感染的免疫缺陷患者，以及预防与巨细胞病毒感染有关的器官移植患者。故正确答案为B。

5. 解析：本题考查抗疟药的作用特点。伊维菌素是由阿维链霉菌产生的十六元环大环内酯类抗菌药物，是一种口服有效的微丝杀菌剂，是防治盘尾丝虫病的首选药物。故正确答案为B。

6. 解析：本题考查米非司酮的临床应用注意。确诊为早孕者，停经时间不应超过

49日。故正确答案为E。

7. 解析：本题考查镇咳药的分类及代表药物。按镇咳药的作用部位可分为中枢性镇咳药、外周性镇咳药和兼具中枢、外周作用的镇咳药：①中枢性镇咳药主要包括可待因、福尔可定、右美沙芬、二氯丙嗪。②外周性镇咳药的主要药物有那可丁。③兼具中枢及外周作用的镇咳药该类药物同时具有中枢及外周镇咳作用，主要包括苯丙哌林、依普拉酮、喷托维林。故正确答案为E。

8. 解析：本题考查PPI的药物相互作用。氯吡格雷口服吸收后，约有20%经CYP2C19代谢为有抗血小板活性的代谢物，奥美拉唑和艾司奥美拉唑能明显抑制CPY2C19活性，会降低氯吡格雷经CYP2C19的代谢比例，影响抗血小板药效。故正确答案为B。

9. 解析：本题考查PPI的药物相互作用。PPI抑制胃酸后，能提高咪达唑仑、地高辛、他克莫司、沙奎那韦的口服生物利用度。故正确答案为B。

10. 解析：第一、二代头孢菌素临床用于围手术期的预防性使用。选项中的头孢拉定、头孢唑林为第一代头孢菌素，头孢呋辛、头孢克洛为第二代头孢菌素。头孢吡肟是第四代头孢菌素。故正确答案为E。

11. 解析：本题考查袢利尿药的利尿作用的效价。呋塞米的口服生物利用度受个体差异因素影响很大，若除外该因素，可以对该类药物的利尿作用的效价进行排序，具体顺序是：布美他尼＞托拉塞米＞呋塞米＞依他尼酸。故正确答案为D。

12. 解析：本题考查醛固酮拮抗药的作

用特点。阿米洛利和氨苯蝶啶除具有降压作用外，还可以改善肾病患者的蛋白尿（尿蛋白减少30%~40%）。故正确答案为B。

13. 解析：本题考查乙酰半胱氨酸的作用特点。乙酰半胱氨酸具有较强的黏痰溶解作用，不仅能溶解白色黏痰，也能溶解脓性痰。口服吸收后在小肠黏膜和肝脏存在首关效应，故口服生物利用度极低（6%~10%）。雾化吸入祛痰效果显著优于氨溴索、溴己新、糜蛋白酶。故正确答案为D。

14. 解析：本题考查沙库巴曲缬沙坦的注意事项。血钾水平 >5.4mmol/L 的患者不宜给予本品。故正确答案为E。

15. 解析：本题考查多柔比星的临床应用注意。多柔比星经肾排泄虽较少，但在用药后1~2日可出现红色尿，一般都在2日后消失。故正确答案为A。

16. 解析：本题考查抗体类抗肿瘤药物的作用特点。贝伐珠单抗作用于血管内皮生长因子（VEGF），阻碍 VEGF 与其受体在内皮细胞表面相互作用，从而阻止内皮细胞增殖和新血管生成。故正确答案为A。

17. 解析：本题考查袢利尿药的作用特点。袢利尿药由近端肾小管的细胞分泌入管腔，随即被输送到髓袢升支粗段，作用于该处的药物靶点。故正确答案为D。

18. 解析：本题考查钙通道阻滞剂的药理作用与作用机制。（1）对平滑肌的作用：①血管平滑肌。血管平滑肌的肌浆网发育较差，血管收缩时所需要的 Ca^{2+}，主要来自细胞外，故血管平滑肌对钙通道阻滞剂的作用很敏感。该类药物能明显舒张血管，主要舒张动脉，对静脉影响较小，因此可以用于降低血压。②其他平滑肌。钙通道阻滞剂对支

气管平滑肌的松弛作用较为明显，较大剂量也能松弛胃肠道、输尿管及子宫平滑肌。（2）抗动脉粥样硬化作用：Ca^{2+} 参与动脉粥样硬化的病理过程，如平滑肌增生，脂质沉淀和纤维化，钙通道阻滞剂可以干扰这些过程的发生发展。用于心绞痛的治疗。（3）对红细胞和血小板结构与功能的影响：可以减轻 Ca^{2+} 超载对红细胞的损伤，抑制血小板活化。（4）对肾脏功能的影响，对肾脏具有保护作用。故正确答案为A。

19. 解析：本题考查抗风湿药代表药物的用法。英夫利西单抗：单次静脉滴注3~20mg/kg。故正确答案为D。

20. 解析：本题考查平喘药的代表药物。抗 IgE 单克隆抗体奥马珠单抗可通过与 IgE 的 Cε3 区域特异性结合，形成以异三聚体为主的复合物，剂量依赖性降低游离 IgE 水平，同时抑制 IgE 与效应细胞（肥大细胞、嗜碱性粒细胞）表面的高亲和力受体 FcεR I 的结合，减少炎症细胞的激活和多种炎性介质释放，从而阻断诱发过敏性哮喘发作的炎症级联反应。奥马珠单抗可下调 FcεR I 受体表达52%~83%。还可通过抑制肥大细胞来源的炎性介质释放，减少炎症细胞（尤其是嗜酸性粒细胞）在气道的募集、组织重塑和肺功能的恶化；通过减少气道网状基底膜增厚，延缓气道重塑。故正确答案为D。

21. 解析：本题考查华法林钠的作用机制。华法林通过抑制维生素 K - 依赖凝血因子（即 Ⅱ、Ⅶ、Ⅸ和 Ⅹ 因子），以及抗凝蛋白 C、S 的合成，发挥抗凝作用。故正确答案为E。

22. 解析：本题考查抗风湿药的临床应

用。在类风湿关节炎的治疗中，甲氨蝶呤是首选的锚定药物。故正确答案为D。

23. 解析：本题考查调节血脂药的药理作用与作用机制。临床上血脂检测的常规项目为TC、TG、低密度脂蛋白胆固醇（LDL–C）和高密度脂蛋白胆固醇（HDL–C）。和ApoA₁、ApoB一样，Lp（a）已被越来越多临床实验室作为血脂检测项目。从实用角度出发，血脂异常可进行简易的临床分类，包括高胆固醇血症，高甘油三酯血症，混合型高脂血症和低高密度脂蛋白胆固醇血症。如他汀类药物显著降低TC、LDL–C和ApoB水平，也能轻度降低TG水平和升高HDL–C水平。故正确答案为D。

24. 解析：本题考查牛碱性成纤维细胞生长因子滴眼液的注意事项。规格为0.4ml（1680IU）牛碱性成纤维细胞生长因子滴眼液不含防腐剂，单支开启后限一次性使用，用后即弃。故正确答案是E。

25. 解析：本题考查β受体拮抗剂的作用特点。水溶性β受体拮抗剂阿替洛尔很少穿过血–脑屏障。故正确答案为B。

26. 解析：本题考查胰岛素的分类。超短效胰岛素类似物是利用重组DNA技术，通过对人胰岛素的氨基酸序列进行修饰生成的、具有胰岛素功能、可模拟正常胰岛素分泌时相和作用的一类物质。目前已经用于临床的有门冬胰岛素、赖脯胰岛素和谷赖胰岛素。故正确答案为B。

27. 解析：本题考查磺酰脲类胰岛素促泌剂的作用特点。磺酰脲类促胰岛素分泌药存在"继发失效"的问题，是指患者在使用磺酰脲类降糖药之初的1个月或更长的时间，血糖控制满意，但后来疗效逐渐下降，

不能有效控制血糖，以致出现显著的高血糖症，最后不得不换用或加用其他口服降糖药及胰岛素治疗。继发性失效的发生率每年为5%~15%，应用磺酰脲类降糖药治疗5年，30%~40%的患者发生继发性失效。故正确答案为C。

28. 解析：本题考查胰岛素的储存特点。未开封使用的胰岛素应在2~8℃冷处保存。对于已开封使用的胰岛素注射液，在每次注射后拆除针头密闭保存的条件下，一般可在室温保存至少4周，无须刻意放回冰箱在2~8℃冷藏。随着近年来胰岛素产品质控技术的提高，不同厂家的胰岛素说明书中，存在不同的保存温度上限的差异，甚至有首次开封后仍可放回冰箱在2~8℃冷藏的情况。请在指导患者时，根据具体的胰岛素制剂来明确告知患者该胰岛素的保存条件。需要特别强调的是冷冻过的胰岛素，即便复温后也不可使用。故正确答案为C。

29. 解析：本题考查胰岛素的作用特点。可应用于孕期的胰岛素类型包括所有的人胰岛素（短效、中效及混合人胰岛素）、胰岛素类似物（门冬胰岛素、赖脯胰岛素及地特胰岛素）。故正确答案为E。

30. 解析：本题考查直接抗凝药的分类。目前，临床上将达比加群酯、利伐沙班、阿哌沙班和艾多沙班这4个口服的药物定义为直接口服抗凝药（DOACs）。故正确答案为D。

31. 解析：本题考查二甲双胍的注意事项。用药前后及用药时应当检查或监测：①用药期间应定期检查空腹血糖、尿糖、尿酮体及肝、肾功能。②对有维生素B₁₂摄入或吸收不足倾向的患者，应每2~3年监

测一次血清维生素 B_{12} 水平。故正确答案为 E。

32. 解析：本题考查阿托品的适应证。包括：①各种内脏绞痛，如胃肠绞痛及膀胱刺激症状。对胆绞痛、肾绞痛的疗效较差。②全身麻醉前给药，严重盗汗和流涎症。③迷走神经过度兴奋所致的窦房阻滞、房室阻滞等缓慢性的心律失常。④抗休克。⑤解救有机磷酸酯类农药中毒。故正确答案为 A。

33. 解析：本题考查阿托品的临床应用注意。成人最低致死量为 80～130mg，儿童为 10mg。故正确答案为 D。

34. 解析：本题考查口服降糖药的分类。非磺酰脲类（又称格列奈类）快进快出，吸收快、起效快，作用时间短，有效地模拟生理性胰岛素分泌；既可降低空腹血糖，又可降低餐后血糖，可降低 HbA1c0.3%～1.5%，降糖速度亦快，无须餐前 30 分钟服用，因而又称为"餐时血糖调节剂"。代表药物有瑞格列奈、那格列奈、米格列奈。故正确答案为 B。

35. 解析：本题考查抗菌药物的作用特点。①头霉素类（头孢西丁）、氨曲南、氧头孢烯类（拉氧头孢、氟氧头孢）均为时间依赖性抗菌药物。②喹诺酮类药为浓度依赖性抗菌药物。故正确答案为 C。

36. 解析：本题考查维生素 D 及其活性代谢物的不良反应。骨化三醇可引起高钙血症，建议在服药后第 4 周、第 3 个月、第 6 个月监测血钙和血肌酐浓度，以后每 6 个月监测 1 次。阿法骨化醇用药过程中应注意监测同骨化三醇。故正确答案为 B。

37. 解析：本题考查抗菌药物的分类。

第五代头孢菌素对 G^+ 菌的作用强于前四代，尤其对 MRSA 等耐药菌有效，同时对 G^- 菌的作用与第四代头孢菌素相似。对大部分 β-内酰胺酶高度稳定，但可被大多数金属 β-内酰胺酶和超广谱 β-内酰胺酶水解。目前第五代头孢菌素有头孢洛林和头孢比普。故正确答案为 E。

38. 解析：本题考查抗菌药物的基本知识。选项中各药的蛋白结合率为：达托霉素（90%～93%）多西环素（93%），伊曲康唑（99.8%），卡泊芬净（97%），美罗培南（2%）。故正确答案为 E。

39. 解析：本题考查四环素类抗菌药物的不良反应。四环素类典型不良反应除恶心、呕吐、腹痛、腹泻外，常可发生食管溃疡（多为卧床患者所服药品在食管中潴留或由于反流而引起）。米诺环素滞留于食道并崩解时，会引起食道溃疡，故应多饮水，尤其临睡前服用时。故正确答案为 D。

40. 解析：本题考查葡萄糖的药理作用与作用机制。当葡萄糖和胰岛素一起静脉滴注，糖原的合成需钾离子参与，从而钾离子进入细胞内，血钾浓度下降，故被用来治疗高钾血症。故正确答案为 C。

[41～43] 解析：本题考查抗癫痫药的作用特点。①二苯并氮草类的代表药有卡马西平、奥卡西平。②乙内酰脲类药物通过减少钠离子内流而使神经细胞膜稳定，限制 Na^+ 通道介导的发作性放电的扩散，代表药苯妥英钠。③苯二氮草类主要为 GABA 受体激动剂，代表药为地西泮、氯硝西泮、硝西泮。故正确答案为 ABE。

[44～46] 解析：本题考查主要降胆固

醇的分类。主要降胆固醇的药物分为：羟甲基戊二酰辅酶 A 还原酶抑制剂（他汀类药物）、胆固醇吸收抑制剂（依折麦布）、抗氧化剂（普罗布考）、胆汁酸结合树脂（考来烯胺）。故正确答案为 ACD。

[47～48] 解析：本题考查肝素和低分子量肝素的药理作用与作用机制。低分子量肝素同样通过增强 AT‑Ⅲ 的活性发挥药效，但药效主要体现在对Ⅱa 和Ⅹa 的抑制，而且抑制Ⅹa 的能力是抑制Ⅰa 能力的数倍。故正确答案为 AD。

[49～51] 解析：本题考查羟甲基戊二酰辅酶 A 还原酶抑制剂的药物相互作用。①CYP3A4 底物或抑制剂（如红霉素），均可能上调他汀类药物的浓度，从而增加他汀类药物导致肌病或横纹肌溶解的危险性。②利福平作为 CYP2C9 的诱导剂可以使氟伐他汀的生物利用度减少 50%。③除 CYP 酶系统之外，p‑糖蛋白也是影响他汀类药物代谢和生物利用度的重要因素。例如地高辛是 p‑糖蛋白的底物，辛伐他汀和地高辛合用时会增加发生横纹肌溶解的危险性。故正确答案为 BAD。

[52～53] 解析：本题考查抗心力衰竭药物的分类。①沙库巴曲缬沙坦属于血管紧张素受体脑啡肽酶抑制剂（ARNI）。②达格列净属于钠‑葡萄糖协同转运蛋白 2（SGLT‑2）抑制剂。故正确答案为 DE。

[54～56] 解析：本题考查口服降糖药的分类。①磺酰脲类促胰岛素分泌药：格列本脲、格列吡嗪、格列齐特、格列美脲。②非磺酰脲类促胰岛素分泌药：瑞格列奈、那格列奈、米格列奈。③二肽基肽

酶‑4 抑制剂：西格列汀、沙格列汀、维格列汀、利格列汀、阿格列汀。故正确答案为 CBA。

[57～58] 解析：本题考查抗心律失常药的药理作用与作用机制。Ⅰ类抗心律失常药分为 3 类。①Ⅰa：奎尼丁、普鲁卡因胺等。②Ⅰb：苯妥英钠、利多卡因等。③Ⅰc：普罗帕酮等。故正确答案为 BC。

[59～61] 解析：本题考查利尿药的分类。①袢利尿药：呋塞米、托拉塞米、布美他尼、依他尼酸。②噻嗪类与类噻嗪类利尿药：噻嗪类（氢氯噻嗪、氯噻嗪），类噻嗪类（如吲达帕胺）。③留钾利尿药：醛固酮受体拮抗药（螺内酯、依普利酮）；肾小管上皮 Na^+ 通道抑制剂（氨苯蝶啶、阿米洛利）。④碳酸酐酶抑制剂：乙酰唑胺、醋甲唑胺。故正确答案为 CBA。

[62～64] 解析：本题考查喹诺酮类抗菌药物的分类。喹诺酮类药物分为四代。第一代，萘啶酸；第二代，吡哌酸；第三代，诺氟沙星、环丙沙星、氧氟沙星、左氧氟沙星、洛美沙星、氟罗沙星、司帕沙星；第四代，莫西沙星、吉米沙星。故正确答案为 BCD。

[65～67] 解析：本题考查抗菌药物的药理作用与作用机制。①氨基糖苷类影响蛋白质合成过程的多个环节，使细菌蛋白质的合成受阻。②大环内酯类药的抗菌作用机制为抑制细菌蛋白质的合成。③头孢菌素类药导致细菌细胞壁合成障碍，细菌溶菌死亡。故正确答案为 BBA。

[68～70] 解析：本题考查抗菌药物的基本知识。①以%$T_{>MIC}$ 为 PK/PD 指标的有：青霉素类、头孢菌素类、碳青霉烯类。②以

$C_{\max}$/MIC 为最优 PK/PD 指标的有：氨基糖苷类。③以 $AUC_{0\sim24}$/MIC 为最优 PK/PD 指标的有喹诺酮类、多黏菌素、达托霉素（总）、利奈唑胺、万古霉素、替加环素、大环内酯类（克拉霉素和阿奇霉素）。故正确答案为 CAB。

[71～72] 解析：本题考查抗病毒药的分类。①核苷（酸）类药物是慢性乙型肝炎患者抗病毒治疗的主要选择，包括核苷类药物（拉米夫定、替比夫定、恩替卡韦）和核苷酸类药物（阿德福韦酯、替诺福韦酯）。②治疗慢性丙型肝炎药物：索磷布韦维帕他韦。故正确答案为 DE。

[73～74] 解析：本题考查维生素的药理作用与作用机制。①维生素 B_2 当缺乏时可影响机体的生物氧化，使代谢发生障碍，其病变多表现为口、眼、外生殖器部位的炎症。②缺乏维生素 B_{12} 会导致 DNA 合成障碍而影响红细胞的成熟，引起巨幼细胞贫血。也可导致甲基丙二酸排泄增加和脂肪酸代谢异常。如甲基丙二酸沉着于神经组织中，可使之变性。因此维生素 B_{12} 的缺乏，可导致甲硫氨酸和 S-腺苷甲硫氨酸合成障碍，这很可能是神经系统病变的原因之一。故正确答案为 BC。

[75～77] 解析：本题考查利尿药的分类。①袢利尿药：呋塞米、托拉塞米、布美他尼、依他尼酸。②留钾利尿药：醛固酮受体拮抗药（螺内酯、依普利酮）；肾小管上皮 Na^+ 通道抑制剂（氨苯蝶啶、阿米洛利）。故正确答案为 CBA。

[78～80] 解析：本题考查胰岛素的作用特点。①速效胰岛素类似物：门冬胰岛素注射液、赖脯胰岛素注射液、谷赖胰岛素注射液；②中效胰岛素：精蛋白人胰岛素注射液；③混合人胰岛素：精蛋白人胰岛素混合注射液（30R）、精蛋白人胰岛素混合注射液（40R）、精蛋白人胰岛素混合注射液（50R）。故正确答案为 CAD。

[81～82] 解析：本题考查口服降糖药的用法。（1）西格列他钠口服：本品单药治疗的推荐剂量为一次 2 片（32mg），一日 1 次，服药时间不受进餐影响。（2）瑞格列奈口服：①在主餐前 15 分钟服用，剂量因人而异。推荐起始剂量为 0.5mg，以后如需要可每周或每 2 周作调整。②接受其他口服降血糖药治疗的患者转用本品时的推荐起始剂量为 1mg；最大的推荐剂量为 4mg，但最大日剂量不应超过 16mg。故正确答案为 CA。

[83～85] 解析：本题考查钙剂和维生素 D 及其活性代谢物的药理作用与作用机制。最近发布的中国居民膳食营养素参考摄入量建议：中国居民中青年推荐每日钙摄入量为 800mg（元素钙），50 岁以上中老年、妊娠中晚期及哺乳期人群推荐每日摄入量为 1000～1200mg。故正确答案为 DEE。

86. 解析：本题考查口服铁剂的作用特点。①胃内酸性环境能促进铁剂的吸收，抑酸剂和抗酸药能降低口服铁剂的吸收。铁剂可以和富含维生素 C 的果汁一起服用，但应避免和牛奶、茶、咖啡同用，茶叶中的鞣酸与铁结合成不易吸收的物质，牛奶含磷高，会与铁竞争，影响铁剂的吸收。②餐前空腹服用有利于铁的吸收，但服用时间还需根据个体反应而定，口服铁剂常有胃肠道反应，如胃肠不适、腹痛、腹泻或便秘等副作用，若空腹不能耐受，可改为餐后服用，并将每日用量分 3 次服用。③口服无机铁剂的胃肠道不良反应比有机铁剂明显。故正确答案为 C。

87. 解析： 本题考查铁剂的作用特点。铁剂用药期间为观察治疗效果，需定期做下列检查：血红蛋白、网织红细胞计数、血清铁蛋白和血清铁。缺铁性贫血者，通常口服铁剂 4～5 日后，血液中网织红细胞数量即可上升，7～12 日达峰。故正确答案为 B。

88. 解析： 本题考查口服铁剂的临床应用注意。硫酸亚铁可见胃肠道不良反应，如恶心、呕吐、上腹疼痛、便秘。本品可减少肠蠕动，引起便秘，并排黑便。故正确答案为 C。

89. 解析： 本题考查替洛尔滴眼液的禁忌证。包括：支气管哮喘者或有支气管哮喘史者，严重慢性阻塞性肺部疾病。窦性心动过缓，二度或三度房室传导阻滞，明显心衰，心源性休克。对本品过敏者。故正确答案为 C。

90. 解析： 本题考查替洛尔滴眼液的规格。① 5ml：50mg；② 5ml：100mg。2% 制剂为 5ml：100mg。故正确答案为 E。

91. 解析： 本题考查替洛尔滴眼液的药理作用。青光眼病人滴用后 1 小时眼压开始降低，4 小时降眼压作用最大。降眼压作用可持续 8～24 小时。故正确答案为 D。

92. 解析： 本题考查替洛尔滴眼液的药理作用。卡替洛尔的主要代谢产物 8－羟基－卡替洛尔，是一种眼部 β 受体拮抗剂，也有降眼压作用，它可能与卡替洛尔降眼压作用持续时间较长有关。故正确答案为 E。

93. 解析： 本题考查莫匹罗星软膏的适应证。莫匹罗星软膏不适于口、鼻和眼等黏膜部位使用。故正确答案为 D。

94. 解析： 本题考查莫匹罗星软膏的注意事项。局部用药偶见烧灼感、刺痛或瘙痒等，通常较轻微，不需停药。故正确答案为 E。

95. 解析： 本题考查莫匹罗星软膏的禁忌证。对莫匹罗星或其他含聚乙二醇软膏过敏者禁用。故正确答案为 E。

96. 解析： 本题考查镇静催眠药的分类。中枢镇静催眠药包括苯二氮䓬类、巴比妥类、醛类、环吡咯酮类及其他非苯二氮䓬类和褪黑素类。故正确答案为 ABCDE。

97. 解析： 本题考查肌松药的代表药物。中枢性肌松药主要分为苯二氮䓬类和非苯二氮䓬类，其中非苯二氮䓬类药物包括乙哌立松、巴氯芬、氯唑沙宗、美他沙酮等。故正确答案为 ABCD。

98. 解析： 本题考查甘露醇的药理作用与作用机制。甘露醇自肾小球滤过后极少（＜10%）由肾小管重吸收，故可提高肾小管内液渗透浓度，减少肾小管对水及 Na^+、Cl^-、K^+、Mg^{2+}、Ca^{2+}、HCO_3^- 和磷盐等电解质的重吸收。故正确答案为 ABCD。

99. 解析： 本题考查抗过敏药物的分类。常用抗过敏药物包括抗组胺药、肥大细胞膜稳定剂、白三烯受体拮抗剂、糖皮质激素、钙剂、血栓素 A_2 受体拮抗剂和生物制品等，可针对过敏的一个或多个环节发挥药效。故正确答案为 ABCDE。

100. 解析： 本题考查泻药的特殊人群用药。首先改善生活方式和饮食，其次可考虑使用药物或一些作为膳食补充剂的可溶性或不可溶性纤维产品。聚乙二醇4000和乳果糖的使用安全性好、作用缓和，且对胎儿无不良影响，可作为妊娠期便秘的首选药物。比沙可啶和蓖麻油禁用于妊娠期便秘患者；蒽醌类泻药有致畸风险，应避免使用。故正确答案为ABC。

预测试卷（三）答案与解析

题号	1	2	3	4	5	6	7	8	9	10
答案	D	C	A	C	B	A	B	D	C	A
题号	11	12	13	14	15	16	17	18	19	20
答案	C	A	A	A	A	B	C	C	A	A	A
题号	21	22	23	24	25	26	27	28	29	30
答案	E	A	A	A	C	A	A	E	C	D
题号	31	32	33	34	35	36	37	38	39	40
答案	C	A	E	D	C	A	C	E	C	D
题号	41	42	43	44	45	46	47	48	49	50
答案	B	C	D	E	A	B	A	C	A	B
题号	51	52	53	54	55	56	57	58	59	60
答案	A	B	A	B	C	B	D	E	C	D
题号	61	62	63	64	65	66	67	68	69	70
答案	E	D	E	B	B	C	A	B	C	D
题号	71	72	73	74	75	76	77	78	79	80
答案	A	B	A	C	E	B	D	A	B	A
题号	81	82	83	84	85	86	87	88	89	90
答案	C	D	A	C	D	A	C	B	A	D
题号	91	92	93	94	95	96	97	98	99	100
答案	B	C	E	E	C	ABCDE	ABDE	CE	ABE	CD

1. 解析：本题考查多黏菌素的药理作用与作用机制。目前认为多黏菌素的抗菌作用机制为：①其分子中的聚阳离子环与革兰阴性杆菌细胞膜上的磷酸基结合，致细胞膜通透性增加，细胞内的嘌呤、嘧啶等小分子物质外漏，细菌膨胀、溶解死亡。②可经囊泡接触途径，使细胞内外膜之间的成分交叉，引起渗透不平衡，导致细菌膨胀、溶解。③氧化应激反应导致羟自由基的积累，破坏细菌的 DNA。④具有中和内毒素作用。故正确答案为 D。

2. 解析：本题考查替加环素的临床应用注意。替加环素不抑制下列 6 种细胞色素 P450（CYP）亚型所介导的代谢过程：1A2、2C8、2C9、2C19、2D6 和 3A4。因此预期替加环素不会改变需经上述代谢酶代谢的药物的代谢过程。故正确答案为 C。

3. 解析：本题考查非甾体抗炎药的镇痛作用。NSAIDs 产生中等程度的镇痛作用，镇痛作用部位主要在外周。故正确答案为 A。

4. 解析：本题考查抗精神病药物的分类。第二代抗精神病药物包括氯氮平、利培酮、奥氮平、喹硫平、齐拉西酮和阿立哌唑等。故正确答案为 C。

5. 解析：本题考查药物的作用特点。苯妥英钠、卡马西平、苯巴比妥、利福平均为较常见的肝药酶诱导剂。伏立康唑为肝药酶抑制剂。故正确答案为 B。

6. 解析：根据巴比妥类药物药代动力学特点，分为长效：苯巴比妥、巴比妥；中效：戊巴比妥、异戊巴比妥；短效：司可巴比妥；超短效：硫喷妥钠。故正确答案为 A。

7. 解析：本题考查抗帕金森药恩他卡朋的不良反应。恩他卡朋可使尿液变成红棕色，但这种现象无害。故正确答案为 B。

8. 解析：本题考查乙酰半胱氨酸的药理作用特点。乙酰半胱氨酸为黏痰溶解剂的代表，乙酰半胱氨酸分子中所含的巯基，能使痰液中糖蛋白多肽链的二硫键断裂，并使脓性痰液中的 DNA 纤维断裂，从而降低痰液的黏滞性，使痰液液化，容易咳出，具有较强的黏痰溶解作用，不仅能溶解白色黏痰，也能溶解脓性痰，还可用于对乙酰氨基酚中毒的解救、环磷酰胺引起的出血性膀胱炎的治疗。避免与右美沙芬等中枢性强效镇咳药合用，以防止稀化的痰液可能堵塞气管。乙酰半胱氨酸能减弱青霉素、头孢菌素、四环素类药的抗菌活性，故不宜与这些抗菌药物合用。必须使用时，可间隔 4 小时或交替用药。由于祛痰药可破坏胃黏膜屏障，胃及十二指肠溃疡或存在溃疡病史的患者，使用此类药物宜谨慎。故正确答案为 D。

9. 解析：本题考查主要降甘油三酯的药物的药理作用与作用机制。贝丁酸类药（非诺贝特）增强脂蛋白脂酶的活性，加速脂蛋白的分解，同时也能减少肝脏中脂蛋白的合成。故正确答案为 C。

10. 解析：本题考查 NSAIDs 的作用特点。NSAIDs 与血管紧张素 Ⅱ 受体拮抗剂合用，对肾小球滤过有协同抑制作用，当肾功能受影响时症状加重。对于老年患者和（或）脱水患者，两者合用由于直接影响肾小球滤过，可能引起急性肾衰竭，在治疗开始时应监测肾功能且定期给患者补水。故正确答案为 A。

11. 解析：本题考查苯二氮䓬类药物的临床用药评价。老年人对此类药物较为敏感，服用本类药物后，可产生过度镇静、肌肉松弛作用，觉醒后可发生震颤、颤抖、思维迟缓、运动障碍、认知功能障碍、步履蹒跚、肌无力等"宿醉"现象。故正确答案为 C。

12. 解析：本题考查奥司他韦的用法用

量。患者应在首次出现症状48小时内使用。故正确答案为A。

13. 解析：本题考查阿兹夫定的用法。阿兹夫定睡前空腹服用，整片服用，不可碾碎。故正确答案为A。

14. 解析：本题考查卡托普利的用法用量。食物可使本品吸收减少30%~40%，宜在餐前1小时服药。故正确答案为A。

15. 解析：本题考查更昔洛韦的临床应用注意。更昔洛韦可通过静脉注射或口服给药，由于其口服生物利用度低（5%~9%），口服时必须给予较高剂量，因此更昔洛韦片剂已被缬更昔洛韦所取代，后者是更昔洛韦的L-缬氨酰酯化物。缬更昔洛韦口服吸收良好，生物利用度为60%，在肠和肝内迅速水解为更昔洛韦。更昔洛韦可引起严重的骨髓抑制，尤其是中性粒细胞减少，在肾功能不全和同时使用其他可引起骨髓抑制的药物（如齐多夫定、麦考酚酯），骨髓抑制作用会更强。故正确答案为B。

16. 解析：本题考查祛痰药的临床应用。祛痰药为对症治疗药物，使用时应注意查明咳嗽、咳痰的原因，不宜长期使用，如用药7日症状未见好转应及时就医。故正确答案为C。

17. 解析：本题考查吡喹酮的适应证与禁忌证。禁忌证：①眼囊虫病患者禁用。②禁止同时使用细胞色素P450酶强诱导剂，如利福平。故正确答案为C。

18. 解析：本题考查甲苯咪唑的适应证。甲苯咪唑属于苯并咪唑类衍生物，是广谱的驱虫药物。故正确答案为A。

19. 解析：本题考查肝素和低分子量肝素的临床用药评价。①肝素可使用硫酸鱼精蛋白迅速逆转其作用。②低分子量肝素过量后，用硫酸鱼精蛋白解救的效果可能不佳。

故正确答案为A。

20. 解析：本题考查钾离子竞争性酸阻滞剂的常见药物。钾离子竞争性酸阻滞剂（P-CAB）包括伏诺拉生、替戈拉生和凯普拉生。故正确答案为A。

21. 解析：本题考查促血小板生成药的分类。①重组人血小板生成素（rhTPO）。②人白介素-11（IL-11）。③口服TPO-RA包括艾曲泊帕、海曲泊帕、阿伐曲泊帕和芦曲泊帕，都是每日口服1次即可。④小分子拟肽类血小板生成素受体激动剂：罗普司亭。故正确答案为E。

22. 解析：本题考查平喘药。吸入用布地奈德混悬液抗炎作用是强的松龙的15倍、氢化可的松的100倍、二丙酸倍氯米松的1.6~3倍，适用于哮喘和COPD的预防和长期维持治疗。故正确答案为A。

23. 解析：本题考查头孢菌素的分类与代表药物。三代头孢菌素包括头孢曲松、头孢噻肟、头孢地尼、头孢克肟、头孢他啶、头孢唑肟、头孢哌酮、头孢甲肟、头孢匹胺、头孢泊肟、头孢他美。故正确答案为A。

24. 解析：本题考查强心苷类的作用特点。强心苷类适用于已经使用利尿剂、ACEI（或ARB）和β受体拮抗剂治疗而仍持续有症状的慢性收缩性心力衰竭或合并心室率快的心房颤动患者。故正确答案为A。

25. 解析：本题考查维生素B₆的适应证。维生素B₆具有两种衍生物（吡哆醛和吡哆胺），具有同等作用，在体内可以相互转化。维生素B₆在红细胞内转化为磷酸吡哆醛，后者作为人体不可缺乏的辅酶，可参与氨基酸、碳水化合物及脂肪的正常代谢。此外，维生素B₆还参与色氨酸将烟酸转化为5-羟色胺的反应，并可刺激白细胞的生长，是形成血红蛋白所需的物质。适应证：

①防治因大量或长期服用异烟肼等引起的周围神经炎。②可能减轻部分患者妊娠、抗癌药和放射治疗引起的恶心、呕吐。③可能有助于白细胞减少症。④局部涂搽治疗痤疮、酒渣鼻和脂溢性湿疹等。⑤与烟酰胺合用治疗糙皮病。⑥其他维生素 B_6 缺乏症患者。故正确答案为 C。

26. 解析：本题考查强心苷类的不良反应。血清地高辛的浓度为 $0.5 \sim 1.0$ng/ml 是相对安全的。故正确答案为 A。

27. 解析：本题考查风湿病中常用的药物。促进尿酸排泄药可抑制近端肾小管对尿酸盐的重吸收，使尿酸排出增加，从而降低血尿酸浓度，减少尿酸沉积。亦促进尿酸结晶的重新溶解，包括丙磺舒及苯溴马隆。故正确答案为 A。

28. 解析：本题考查抗体类抗肿瘤药物的作用特点。信迪利单抗为免疫哨点抑制剂，PD－1 单克隆抗体，通过结合 PD－1 并阻断 PD－1 与 PD－L1 和 PD－L2 的结合，解除免疫抑制效应，激活 T 细胞功能，增强 T 细胞对肿瘤的免疫监视能力和杀伤能力，产生肿瘤免疫应答，从而通过人体自身 T 细胞杀灭肿瘤。利妥昔单抗、西妥昔单抗、曲妥珠单抗在癌细胞膜外与生长因子竞争结合受体，阻断信号传递过程，从而阻止癌细胞的生长和扩散。贝伐珠单抗主要通过与循环中 VEGF 结合，阻碍 VEGF 与其受体在内皮细胞表面相互作用，从而阻止内皮细胞增殖和新血管生成，减少新生血管对肿瘤的供养，从而杀灭肿瘤。故正确答案为 E。

29. 解析：本题考查细胞分化诱导剂的作用特点。细胞分化诱导剂包括最早开始研究用于细胞分化诱导的极性化合物，如二甲基亚砜（DMSO）。目前研究最广泛，且在临床取得较好疗效的分化诱导剂——维甲酸类，

属维生素 A 的天然及合成衍生物。我国在砷剂分化诱导治疗领域取得突出成绩，包括：亚砷酸（三氧化二砷）、硫化砷和氧化砷等。各种细胞因子：肿瘤坏死因子（TNF）、干扰素（INFα、INFβ、INFγ）。以及三尖杉酯碱、阿糖胞苷、放线菌素 D 等化疗药物。故正确答案为 C。

30. 解析：本题考查氯化钾的用法用量。静脉滴注：①成人：将 10% 氯化钾注射液 10～15ml 加入 5% 葡萄糖注射液 500ml 中滴注（忌直接静脉滴注与推注）。一般补钾浓度不超过 3.4g/L（45mmol/L），速度不超过 0.75g/h（10mmol/h），一日补钾量为 3～4.5g（40～60mmol）。用于体内缺钾引起严重快速室性异位心律失常时，钾盐浓度可升高至 0.5%～1%，滴速可达 1.5g/h（20mmol/h），补钾总量可达一日 10g 或以上。如病情危急，补钾浓度和速度可超过上述规定。但需严密动态观察血钾及心电图等，防止高钾血症发生。②儿童：一日按体重 0.22g/kg（3.0mmol/kg）或按体表面积 3.0g/m^2 计算。注意：若选项为静脉补钾浓度一般不宜超过 40mmol/L（0.3%）中的数值也正确。故正确答案为 D。

31. 解析：本题考查伊伐布雷定的用法用量。治疗期间，如果患者的静息心率持续低于 50 次/分，或者出现与心动过缓有关的症状，应将 7.5mg 或 5mg，一日 2 次的剂量下调至下一个较低的剂量。如果患者的静息心率持续高于 60 次/分，应将 2.5mg 或 5mg，一日 2 次的剂量上调至上一个较高的剂量。如果患者的心率持续低于 50 次/分或者心动过缓症状持续存在，则必须停药。故正确答案为 C。

32. 解析：本题考查硝普钠的用法用量。硝普钠成人开始 0.5μg/（kg·min），根据治疗反应以 0.5μg/（kg·min）递增，逐渐调

整剂量，常用剂量为 $3\mu g/$（kg·min），极量为 $10\mu g/$（kg·min），总量为 $3500\mu g/kg$。故正确答案为 A。

33. 解析：本题考查 SGLT-2 抑制剂的不良反应。SGLT-2 抑制剂的常见不良反应为生殖泌尿道感染。故正确答案为 E。

34. 解析：本题考查降糖药的代表药物。我国自主研发的过氧化物酶体增殖物激活受体（PPAR）全激动剂西格列他钠和葡萄糖激酶激活剂多格列艾汀，经国家药品监督管理局批准，分别于 2021 和 2022 年上市。故正确答案为 D。

35. 解析：本题考查左炔诺孕酮的注意事项。①紧急避孕药是避孕失误的紧急补救避孕药，不是引产药。越早服用越好。可在月经周期任何时间服用。也不宜作为常规避孕药。②本品可能使下次月经提前或延迟，如逾期一周仍未来潮，应检查以排除妊娠。③宫内节育系统为无菌包装，须注意无菌操作，若密封包装破损则应丢弃，或性状改变时禁用。本品放置于宫腔内可维持5年有效。如有下列任一情况或使用期间首次出现，应考虑取出该系统：偏头痛、局灶性偏头痛伴有不对称的视力丧失或提示有短暂性脑缺血发作的其他症状，特别严重的头痛、黄疸、血压明显增高、严重的动脉性疾病如脑卒中或心肌梗死。宫内节育系统不是年轻未产妇的首选方法，也不适合重度子宫萎缩的绝经后女性。放置后 4～12 周必须随访检查，此后每年一次。④硅胶棒应用于要求长期避孕的育龄女性，既往月经不调、经常有闭经史者、产后或流产后尚未恢复正常月经者、哺乳期或 45 岁以上女性不宜使用。计划妊娠者，需在取出 6 个月后方可受孕。埋植期间如妊娠，建议人工流产终止妊娠，并取出埋植剂。故正确答案为 C。

36. 解析：本题考查消毒防腐药的作用特点。一般来说，药物浓度越高，其杀菌抑菌效果越好。但有的药物需选择适宜的浓度，如 70%～75% 乙醇比 90%～95% 的杀菌效果要高，95% 乙醇可使细菌细胞壁蛋白凝固，蛋白形成一层保护膜，使乙醇不能进入细胞内杀灭细菌。故正确答案为 A。

37. 解析：本题考查羟甲基戊二酰辅酶 A 还原酶抑制剂的作用特点。治疗高脂血症达到中等强度（每日剂量可降低 LDL-C 30%～50%），所需匹伐他汀的剂量为 1～4mg，是选项中所有药物中所需剂量最小的。故正确答案为 C。

38. 解析：本题考查多黏菌素的适应证、用法用量、临床应用注意。肾功能不全患者多黏菌素 B 不需调整给药剂量，多黏菌素 E 则需调整剂量。其余选项的表述正确。故正确答案为 E。

39. 解析：本题考查多潘立酮的适应证。多潘立酮可用于因胃排空延缓、胃食管反流、食管炎引起的消化不良。功能性、器质性、感染性疾病以及放、化疗所引起的恶心和呕吐。故正确答案为 C。

40. 解析：本题考查止吐药的分类。止吐药按作用机制分类包括：①抗胆碱能药，如东莨菪碱。②多巴胺受体拮抗剂，如氯丙嗪、甲氧氯普胺、多潘立酮、氟哌啶醇和氟哌利多。③ 5-HT$_3$ 受体拮抗剂，如昂丹司琼、格拉司琼、托烷司琼、帕洛诺司琼、雷莫司琼、阿扎司琼、多拉司琼。④神经激肽 1（NK-1）受体拮抗剂，如阿瑞匹坦、福沙匹坦和奈妥匹坦。⑤糖皮质激素，如地塞米松。⑥苯二氮䓬类药物，劳拉西泮和阿普唑仑。⑦抗精神病药物，如奥氮平。⑧沙利度胺。⑨抗组胺药，如苯海拉明、异丙嗪。故正确答案为 D。

[41～43] 解析：本题考查抗抑郁药物的分类及代表药物。抗抑郁药根据化学结构及作用机制的不同可分为选择性5-羟色胺（5-HT）再摄取抑制剂（氟西汀、帕罗西汀、舍曲林、西酞普兰），5-HT及去甲肾上腺素再摄取抑制剂（文拉法辛、度洛西汀），去甲肾上腺素能及特异性5-HT能抗抑郁药（米氮平），三环类抗抑郁药（阿米替林、丙米嗪、氯米帕明、多塞平），四环类抗抑郁药（马普替林），单胺氧化酶抑制剂（吗氯贝胺），选择性去甲肾上腺素能抑制剂及其他类（曲唑酮、瑞波西汀）。故正确答案为BCD。

[44～46] 解析：本题考查耳鼻喉科疾病用药的分类及代表药物。血管收缩药盐酸麻黄碱为拟肾上腺素药，可直接激动血管平滑肌的α、β肾上腺素受体，使皮肤、黏膜及内脏血管收缩，用于鼻部可作为减鼻充血剂，缓解因感冒等引起的鼻塞症状。羟甲唑啉和赛洛唑啉具有直接激动血管平滑肌的α₁肾上腺素受体引起鼻腔黏膜血管收缩的作用，减轻炎症所致的充血和水肿。酮替芬兼有组胺H_1受体拮抗作用和抑制过敏反应介质释放作用。故正确答案为EAB。

[47～48] 解析：本题考查ACEI类药物的不良反应。①ACEI类药物最常见不良反应为干咳，多见于用药初期，症状较轻者可坚持服药，不能耐受者可改用ARB类药物。②严重不良反应为血管神经性水肿。③长期应用有可能导致血钾升高，应定期监测血钾和血肌酐水平。故正确答案为AC。

[49～50] 解析：本题考查肝素和低分子量肝素的药理作用与作用机制。①肝素是由肥大细胞的分泌颗粒释放的氨基葡聚糖，并没有独立的抗凝活性，而是通过增强抗凝血酶的活性间接发挥抗凝药效的。抗凝血酶（AT）曾称为抗凝血酶Ⅲ（AT-Ⅲ），是血浆中重要的生理性抗凝因子，其作用约占抗凝系统总活性的70%～80%，AT可以立体嵌合并失活凝血途径中的各种丝氨酸蛋白酶，如凝血酶（即Ⅱa）、Ⅸa、Ⅹa、Ⅺa、Ⅻa等。肝素可诱导抗凝血酶发生构象改变，使其更易与凝血酶结合，大大提升抗凝血酶的抗凝作用。②《中华人民共和国药典》规定用抗Ⅱa活性的效价标示肝素的剂量，并规定肝素的抗Ⅹa效价与抗Ⅱa的效价比应为0.9～1.1。故正确答案为AB。

[51～52] 解析：本题考查更昔洛韦的用法用量。（1）用于治疗巨细胞病毒感染的标准剂量（静脉滴注）：①诱导治疗：剂量为5mg/kg，静脉滴注1小时以上，每12小时给药1次，疗程14～21日。②维持治疗：对于有复发风险的免疫缺陷患者，可以进行维持治疗，剂量为5mg/kg，静脉输注1小时以上，一日1次，一周7次；或6mg/kg，一日1次，一周5次。应当根据患者个体情况确定维持治疗的持续时间。（2）预防器官移植患者巨细胞病毒感染的标注剂量（静脉滴注）：①诱导治疗：剂量为5mg/kg，静脉滴注1小时以上，每12小时给药1次，疗程7～14日。②维持治疗：剂量为5mg/kg，静脉输注1小时以上，一日1次，一周7次；或6mg/kg，一日1次，一周5次。维持治疗的持续时间取决于巨细胞病毒感染的风险，且应当根据患者个体情况确定。（3）口服剂量：一次1g，每8小时给药1次，与食物同服。故正确答案为AB。

[53～54] 解析：本题考查华法林的作用特点。华法林是由S-对映体和R-对映体组成的消旋体，活性更高的华法林S-对映体（抗凝活性是R-对映体的3～5倍）由CYP2C9代谢，而R-对映体则由CYP1A2和

CYP3A4 代谢。故正确答案为 AB。

[55～56] 解析：本题考查抗组胺药的适应证。第一代抗组胺药广泛用于中枢神经系统和前庭疾病，如苯海拉明和异丙嗪用于围手术期镇静、镇痛和止吐，多塞平外用治疗慢性单纯性苔藓、湿疹、过敏性皮炎、特应性皮炎等，全身给药则主要用于治疗抑郁症及焦虑性神经症，不再常规作为抗过敏药使用。故正确答案为 CB。

[57～58] 解析：本题考查利尿药的分类。①袢利尿药：呋塞米、托拉塞米、布美他尼、依他尼酸。②噻嗪类与类噻嗪类利尿药：噻嗪类（氢氯噻嗪、氯噻嗪），类噻嗪类（吲达帕胺）。③留钾利尿药：醛固酮受体拮抗药（螺内酯、依普利酮）；肾小管上皮 Na^+ 通道抑制剂（氨苯蝶啶、阿米洛利）。④渗透性利尿药（脱水剂）：甘露醇、甘油果糖、葡萄糖（高渗）。⑤碳酸酐酶抑制剂：乙酰唑胺、醋甲唑胺。⑥已用于临床的加压素拮抗药是托伐普坦。故正确答案为 DE。

[59～61] 解析：本题考查口腔眼部耳鼻喉用药的适应证。①阿昔洛韦乳膏用于病毒感染性口炎，如带状疱疹、疱疹性龈口炎、手足口病、疱疹性咽峡炎等。②盐酸氮䓬斯汀鼻喷雾剂季节性过敏性鼻炎（花粉症），常年性过敏性鼻炎。③色甘酸钠滴眼液预防春季过敏性结膜炎。故正确答案为 CDE。

[62～63] 解析：本题考查抗菌药物的基本知识。①高浓度依赖性抗菌药物疗效的策略主要是提高血药 C_{max}，一般推荐日剂量单次给药方案，但对于治疗窗较窄的药物需注意不能使药物浓度超过最低毒性剂量。②对于时间依赖性抗菌药物应以提高 $\%T_{>MIC}$ 来增加临床疗效，一般推荐日剂量分多次给药和（或）延长滴注时间的给药方案。故正

确答案为 DE。

[64～65] 解析：本题考查抗菌药物的药理作用与作用机制。①四环素类药物的抗菌作用机制为抑制细菌蛋白质合成。②林可霉素类抗菌药物抑制细菌蛋白质的合成。故正确答案为 BB。

[66～68] 解析：本题考查直接口服抗凝药的分类及常用药品。①直接凝血酶抑制剂包括达比加群酯、比伐芦定和阿加曲班。比伐芦定是人工合成的水蛭素类似物，与天然水蛭素类似，可以与凝血酶 1∶1 形成复合物后直接抑制凝血酶活性，比伐芦定对凝血酶的抑制是可逆的，静脉注射后的血浆消除半衰期为 25 分钟。阿加曲班是合成的精氨酸小分子衍生物，是可逆的直接凝血酶抑制剂，静脉注射后的血浆消除半衰期为 45 分钟。达比加群酯口服后在血浆和肝脏经由酯酶水解为达比加群发挥药效。②利伐沙班、阿哌沙班、艾多沙班属于直接因子 Ⅹa 抑制剂，目前，临床上将达比加群酯、利伐沙班、阿哌沙班和艾多沙班这 4 个口服的药物定义为直接口服抗凝药（DOACs）。③华法林通过抑制维生素 K‐依赖凝血因子（即 Ⅱ、Ⅶ、Ⅸ 和 Ⅹ 因子），以及抗凝蛋白 C、S 的合成，发挥抗凝作用。故正确答案为 CAB。

[69～70] 解析：本题考查糖尿病治疗药物的作用特点。①二甲双胍可以使 HbA1c 下降 1%～2%。②α‐葡萄糖苷酶抑制剂可使 HbA1c 下降 0.5%～0.8%。故正确答案为 CD。

[71～72] 解析：本题考查抑制骨吸收药的作用特点。唑来膦酸用于治疗骨质疏松可每年 1 次静脉给药，通常连续治疗 3 年后停药。故正确答案为 AB。

[73～74] 解析：本题考查 5α 还原酶抑制剂的特殊人群用药。服用该类非那雄胺的

男性需要停药 1 个月后方可献血，而服用度他雄胺者则需要停药 6 个月以后。故正确答案为 AC。

[75～76] 解析：本题考查他汀类的药理作用与作用机制。他汀类药物口服后在小肠吸收，吸收差异较大。除辛伐他汀和洛伐他汀以无活性的内酯形式给药，须在肝脏中水解成开环 β－羟基酸型方有药理活性。其余他汀类均以活性的 β－羟基酸形式给药。不同他汀类药物的组织分布存在一定差异，这与其亲脂/亲水特性相关，从而导致疗效和不良反应的差异。洛伐他汀和辛伐他汀属于脂溶性他汀，口服吸收率较低。水溶性（普伐他汀和瑞舒伐他汀）较强或兼具脂溶性和水溶性（氟伐他汀、阿托伐他汀和匹伐他汀）的他汀类药物，具有较高的吸收率，吸收一般不受食物影响。故正确答案为 EB。

[77～79] 解析：本题考查利尿药的药理作用与作用机制。①袢利尿药特异性地与 Cl^- 结合位点结合而抑制分布在髓袢升支管腔膜上的 Na^+,K^+-2Cl^- 同向转运子而发挥利尿作用。②噻嗪类与类噻嗪类利尿药增强 NaCl 和水的排出，产生温和持久的利尿作用。其作用机制是：抑制远曲小管近端管壁上 Na^+-Cl^- 共转运体的功能，由此减少了肾小管上皮细胞对 Na^+ 和 Cl^- 的重吸收，促进肾小管液中 Na^+、Cl^- 和水的排出。③加压素与位于肾髓质部集合管（MCT）管腔顶质膜上的 V_2 受体结合，可激活这些受体，使管腔上皮细胞存在的水通道蛋白－2（功能性水通道）表达增加（从而促进水重吸收），同时使顶质膜对水的通透性显著增加，这有助于将血浆渗透压维持在正常范围内。托伐普坦通过对 V_2 受体拮抗阻断水的重吸收，产生脱水作用，并增加无溶质水的排泄。故正确答案为 DAB。

[80～82] 解析：本题考查抗流感病毒药物的分类和代表药物。具有抗流感病毒活性的药物是治疗及控制流感的重要手段，根据作用机制，目前的主要抗流感病毒药物主要分为：神经氨酸酶抑制剂（NAI）奥司他韦、扎那米韦、帕拉米韦；RNA 聚合酶抑制剂玛巴洛沙韦；血细胞凝聚素（HA）抑制剂阿比多尔；M_2 离子通道阻滞剂金刚烷胺、金刚乙胺。故正确答案为 ACD。

[83～85] 解析：本题考查治疗眼科药物的药理作用与作用机制。①促角膜修复类药物是一种多功能细胞生长因子，对角膜上皮、角膜基质层和内皮层的修复均有促进作用。代表药品有牛碱性成纤维细胞生长因子和人表皮生长因子。泪液替代治疗药物常用的是眼表润滑剂，又称为"人工泪液"，试图替代和（或）补充受损的天然泪膜。包括玻璃酸钠。②治疗视网膜黄斑变性的药物：血管内皮生长因子（VEGF）是最主要的血管生成调节因子。目前已有多种抑制血管内皮生长因子（VEGF）活性的药物应用于临床，如雷珠单抗、康柏西普、阿柏西普。作用机制是竞争性地抑制 VEGF 与受体的结合，从而抑制内皮细胞增殖和血管新生。故正确答案为 ACD。

86. 解析：本题考查抗抑郁药的作用特点。换用抗抑郁药时应该间隔一定的时间，以利于药物的清除，防止药物相互作用。氟西汀需停药 5 周才能换用单胺氧化酶抑制剂（本题中的吗氯贝胺），否则有可能引起 5－HT 综合征。故正确答案为 A。

87. 解析：本题考查氟西汀的不良反应。常见焦虑、震颤、嗜睡、睡眠异常、欣快感等；少见多梦、感觉异常、偶见躁狂、精神紊乱、人格障碍、动作异常、癫痫发作；罕见幻觉、惊厥、反射亢进、锥体外系反应、精神运动性兴奋、自杀倾向、5-羟色胺综合征。故正确答案为C。

88. **解析**：本题考查氟西汀的用法与用量。使用抗抑郁药时，应从小剂量开始，逐增剂量，当小剂量疗效不佳时，可根据不良反应和患者对药物的耐受情况，逐渐增至足量。氟西汀用于抑郁症，成人一次20mg，一日1次，如必要，3～4周后加量，最大量不超过一日60mg。故正确答案为B。

89. **解析**：本题考查呋塞米的适应证及作用特点。急性肾衰竭时，袢利尿药可增加尿量和K^+的排出，冲洗肾小管，减少肾小管萎缩和坏死的发生概率。故正确答案为A。

90. **解析**：本题考查呋塞米的不良反应。①呋塞米造成的水、电解质紊乱常为过度利尿所引起，表现为低血容量（低血压）、低血钾、低血钠、低钾性代谢性碱血症，长期应用还可引起低镁血症。②袢利尿药可能造成高尿酸血症。这与利尿后血容量降低、细胞外液容积减少、导致尿酸经近曲小管的重吸收增加有关；另外，本类药和尿酸竞争有机酸分泌途径也是原因之一。长期用药时多数患者可出现高尿酸血症。故正确答案为D。

91. **解析**：本题考查呋塞米的作用特点与临床应用注意。①呋塞米结构中含有磺酰胺基，对磺胺药和噻嗪类利尿药过敏者，对本品可能过敏，应用前宜询问药物过敏史。②肠道外用药宜静脉给药、不主张肌内注射。常规剂量静脉注射时间应超过1～2分钟，大剂量静脉注射时每分钟不超过4mg，静脉用药剂量为口服的1/2时即可达到同样疗效。③注射液为加碱制成的钠盐注射液，碱性较强，故静脉注射时宜用氯化钠注射液稀释，而不宜用葡萄糖注射液稀释。④为避免夜尿过多，应该白天给药。故正确答案为B。

92. **解析**：本题考查多潘立酮的药理作用和作用机制。多潘立酮是外周的多巴胺D_2受体拮抗剂。故正确答案为C。

93. **解析**：本题考查多潘立酮的临床应用注意。多潘立酮与抗酸剂或抑制胃酸分泌药同时服用可降低本品口服的生物利用度，建议间隔使用。故正确答案为E。

94. **解析**：本题考查辛伐他汀的用法用量。辛伐他汀用于高脂血症、冠心病和脑卒中的防治。用法为口服，晚间顿服。故正确答案为E。

95. **解析**：本题考查他汀类药的不良反应。各种他汀类药物都可能引起肌肉无力、肌肉疼痛、肌酸激酶（CK）值升高或横纹肌溶解等肌病，治疗过程中需要进行监测。故正确答案为C。

96. **解析**：本题考查乙哌立松的作用特点。乙哌立松作为肌肉松弛药，可用于改善颈肩臂综合征、肩周炎、腰痛症等疾病的肌紧张状态。该药还可以用于脑血管障碍、痉挛性脊髓麻痹、颈椎病、手术后遗症（包括脑、脊髓肿瘤）、外伤后遗症（脊髓损伤、头部外伤）、肌萎缩性侧索硬化症、婴儿脑性瘫痪、脊髓小脑变性、脊髓血管障碍、亚急性视神经脊髓病（SMON）及其他脑脊髓疾病等引起的痉挛性麻痹。治疗的持续时间取决于病情的严重程度和个体对药物的反应。故正确答案为ABCDE。

97. **解析**：本题考查口腔眼部耳鼻喉药物注意事项。硫酸阿托品眼用凝胶禁用于青光眼及前列腺增生者。故正确答案为ABDE。

98. **解析**：本题考查叶酸的药理作用与作用机制。同型半胱氨酸水平升高与高血压和妊娠期高血压疾病的发病机制密切相关，补充叶酸和维生素B_{12}能使同型半胱氨酸下降超过20%，进而使脑卒中风险显著下降25%。因此对于伴同型半胱氨酸升高

（6.72±2.43μmol/L）的高血压者，需同时考虑控制血压和同型半胱氨酸水平，单独降压对于患者所带来的获益是不充分的，应补充叶酸400~800μg/d和维生素 B_{12} 500μg/d。叶酸可直接改善内皮细胞功能，对抗氧化，恢复一氧化氮合酶活性，发挥对高血压靶器官的保护作用。故正确答案为CE。

99. 解析：本题考查熊去氧胆酸的临床应用注意。熊去氧胆酸不应与考来烯胺、氢氧化铝、氢氧化铝－三硅酸镁等药同服，这些药可以在肠中和熊去氧胆酸结合，从而阻碍后者吸收，影响疗效。如果必须服用上述药品，应和熊去氧胆酸间隔2小时服用。熊去氧胆酸可以增加环孢素肠道吸收。故正确答案为ABE。

100. 解析：本题促进尿酸排泄的代表药物。苯溴马隆和丙磺舒属于促进尿酸排泄的药物。苯溴马隆通过抑制近端肾小管对尿酸的重吸收，增加尿酸排出，降低血尿酸浓度。丙磺舒也通过抑制肾小管对尿酸的重吸收，促进尿酸排泄。别嘌醇和非布司他属于抑制尿酸生成的药物。秋水仙碱属于抑制粒细胞浸润炎症反应的药物，主要用于痛风急性发作期的治疗，不属于降尿酸药物。故正确答案为CD。

预测试卷（四）答案与解析

题号	1	2	3	4	5	6	7	8	9	10
答案	A	D	A	E	C	A	E	B	C	C
题号	11	12	13	14	15	16	17	18	19	20
答案	E	A	B	B	C	A	C	E	C	C
题号	21	22	23	24	25	26	27	28	29	30
答案	B	C	B	C	C	B	E	C	E	A
题号	31	32	33	34	35	36	37	38	39	40
答案	A	E	E	B	C	C	E	E	C	C
题号	41	42	43	44	45	46	47	48	49	50
答案	E	D	B	A	E	C	D	A	E	A
题号	51	52	53	54	55	56	57	58	59	60
答案	C	B	A	B	C	A	C	A	B	A
题号	61	62	63	64	65	66	67	68	69	70
答案	B	C	C	D	A	B	D	E	A	A
题号	71	72	73	74	75	76	77	78	79	80
答案	B	A	B	A	B	A	C	D	A	E
题号	81	82	83	84	85	86	87	88	89	90
答案	D	D	B	E	B	B	D	C	C	C
题号	91	92	93	94	95	96	97	98	99	100
答案	C	C	E	E	C	ACD	CE	ABCD	ABCDE	ABCE

1. 解析：本题考查生长抑素的适应证。①严重急性食管静脉曲张出血。②严重急性胃或十二指肠溃疡出血，或并发急性糜烂性胃炎或出血性胃炎。③胰腺外科术后并发症的预防和治疗。④胰瘘、胆瘘和肠瘘的辅助治疗。⑤糖尿病酮症酸中毒的辅助治疗。⑥特纳综合征。故正确答案为 A。

2. 解析：本题考查唑吡坦的作用特点与典型不良反应。唑吡坦为 γ-氨基丁酸 A 型（GABA$_A$）受体激动剂，仅具有镇静催眠作用，而无抗焦虑、肌肉松弛和抗惊厥等作用。常见不良反应为共济失调、精神紊乱，尤以老年患者居多。故正确答案为 D。

3. 解析：本题考查唑吡坦的适应证。唑吡坦首选用于治疗偶发失眠和暂时失眠患者。故正确答案为 A。

4. 解析：本题考查抗精神病药的作用特点。近年来，第二代抗精神病药物（SGAs）：阿立哌唑、氨磺必利、奥氮平、喹硫平、帕利哌酮、利培酮和齐拉西酮等 SGAs 已经成为首发患者的一线用药，具体选择何种抗精神病药作为首选治疗用药，应根据个体化评估结果和临床治疗学原理做出抉择。鉴于治疗中安全性和严重不良反应等因素，原则上不推荐氯氮平作为首发精神分裂症患者的一线治疗选择。故正确答案为 E。

5. 解析：抗抑郁药起效缓慢，大多数药物起效需要一定的时间，并且需要足够长的疗程，一般 4~6 周方显效，即便是起效较快的抗抑郁药如米氮平和文拉法辛，也需要 1 周左右的时间，因此要有足够的耐心，切忌频繁换药。只有在足量、足疗程使用某种抗抑郁药仍无效时，方可考虑换用同类另一种药或作用机制不同的另一类药。故正确答案为 E。

6. 解析：本题考查乙哌立松的作用特点。乙哌立松作为肌肉松弛药，可用于改善颈肩臂综合征、肩周炎、腰痛症等疾病的肌紧张状态。故正确答案为 A。

7. 解析：本题考查抗结核分枝杆菌药的分类与代表药物。抗结核药品分为一线和二线抗结核药。一线药物主要包括：异烟肼、利福平、吡嗪酰胺、乙胺丁醇。故正确答案为 E。

8. 解析：本题考查维生素的分类。（维生素根据溶解性不同分为脂溶性维生素和水溶性维生素两类。脂溶性维生素包括维生素 A、维生素 D、维生素 E 和维生素 K。水溶性维生素包括维生素 B$_1$、维生素 B$_2$、维生素 B$_6$、维生素 B$_{12}$、维生素 C、泛酸、叶酸、烟酸、胆碱、生物素等。故正确答案为 B。

9. 解析：本题考查抗肿瘤药的分类。破坏 DNA 的抗生素常用药物包括：丝裂霉素、博来霉素。故正确答案为 C。

10. 解析：本题考查镇静与催眠药物的临床用药评价。水合氯醛长期用药可产生依赖性及耐受性，突然停药可引起神经质、幻觉、烦躁、异常兴奋、谵妄、震颤等严重撤药综合征。使用苯二氮䓬类药物时不应饮酒，因为在合用中枢神经系统抑制物质时，都有发生过度镇静和呼吸抑制的风险。与非苯二氮䓬类或苯二氮䓬类药物相比，雷美替胺的副作用较少，没有戒断反应和反跳性失眠。故正确答案为 C。

11. 解析：本题考查干扰核酸生物合成药物的分类。DNA 多聚酶抑制剂包括阿糖胞苷、吉西他滨。故正确答案为 E。

12. 解析：本题考查 NSAIDs 解热的作用特点。①发现消化性溃疡、出血、肾损害等应及时停药，并积极治疗并发症。定期复查血常规、大便潜血及肾功能。②既往有消化性溃疡、高血压、心功能不全、脱水病情或应用利尿剂、皮质激素、氨基糖苷类药物的患者，在平衡风险与获益后，慎用 NSAIDs，并密切观察病情变化。故正确答案为 A。

13. 解析： 本题考查 NSAIDs 的儿童使用。①儿童常用退热药为对乙酰氨基酚、布洛芬，两种药物对于儿童发热较为安全有效。②2 个月以上婴幼儿可使用对乙酰氨基酚，儿童一次 10～15mg/kg，每隔 4～6 小时给 1 次；或一日 1.5g/m²，分次服用，每隔 4～6 小时给予 1 次。12 岁以下儿童每 24 小时不超过 5 次量；解热用药一般不超过 3 日，镇痛遵医嘱。③6 个月以上婴幼儿可使用布洛芬，布洛芬儿童口服，解热镇痛，混悬滴剂，每次 5～10mg/kg，需要时每 6～8 小时可重复使用，每 24 小时不超过 4 次。不满 3 个月婴儿禁用贝诺酯。12 岁以下儿童禁止使用尼美舒利。故正确答案为 B。

14. 解析： 本题考查伊曲康唑适应证。伊曲康唑主要经肝药酶 CYP450 酶系中的 3A4 及 3A5 酶代谢，形成活性代谢产物羟基伊曲康唑，尿液中仅有少量伊曲康唑（＜1%），故不用于尿路感染的治疗。故正确答案为 B。

15. 解析： 根据《国家药监局、公安部、国家卫生健康委关于调整精神药品目录的公告》（2024 年第 54 号），自 2024 年 7 月 1 日起，将右美沙芬（包括盐、单方制剂）列入第二类精神药品目录。故正确答案为 C。

16. 解析： 本题考查华法林的作用特点。CYP2C9 的基因多态性对华法林药效的影响更大。VKORC1 基因多态性比 CYP2C9 更能解释华法林个体用药的差异性，是个体间用药差异的决定性因素。故正确答案为 A。

17. 解析： 本题考查香豆素类维生素 K 拮抗剂的药理作用与作用机制。Ⅱ、Ⅶ、Ⅸ和 Ⅹ 因子在肝脏合成时，需要维生素 K 作为 γ-谷氨酰羧化酶（维生素 K 依赖性羧化酶）的辅酶参与 γ-羧化反应。故正确答案为 C。

18. 解析： 本题考查华法林钠的用法用量。静脉血栓栓塞（包括 DVT 和 PE）：推荐 INR 的目标值为 2.5（范围：2.0～3.0）。故正确答案为 E。

19. 解析： 本题考查平喘药的分类。β₂ 受体激动剂：按照起效时间和作用维持时间不同，可分为短效 β₂ 受体激动剂（SABA）（维持时间 4～6 小时）、长效 β₂ 受体激动剂（LABA）（维持时间 10～12 小时）及超长效 β₂ 受体激动剂（维持时间 24 小时）。LABA 又可分为快速起效（如福莫特罗、茚达特罗、维兰特罗及奥达特罗等）和缓慢起效的 LABA（如沙美特罗）。故正确答案为 C。

20. 解析： 本题考查糖皮质激素的分类。①短效：可的松、氢化可的松。②中效：泼尼松、泼尼松龙、甲泼尼龙、地夫可特（Deflazacort）氟氢可的松、曲安西龙。③长效：倍他米松、地塞米松。④关节腔内注射：醋酸曲安奈德、醋酸甲泼尼龙、帕拉米松。故正确答案为 C。

21. 解析： 本题考查肾上腺糖皮质激素的特殊人群用药。可的松和泼尼松为前药，需在肝内分别转化为氢化可的松和泼尼松龙而生效，故严重肝功能不全者宜选择氢化可的松或泼尼松龙。故正确答案为 B。

22. 解析： 本题考查丙硫氧嘧啶的药理作用与作用机制、作用特点。①丙硫氧嘧啶能抑制过氧化酶系统，使摄入到甲状腺细胞内的碘化物不能氧化成活性碘，酪氨酸不能碘化；一碘酪氨酸和二碘酪氨酸的缩合过程受阻，以致不能生成甲状腺激素。由于本品不能直接对抗甲状腺激素，待已生成的甲状腺激素耗竭后才能产生疗效，故作用较慢。本品在甲状腺外能抑制 T_4 转化为 T_3。②丙硫氧嘧啶口服易吸收，分布于全身，服后 20 ~ 30 分钟达甲状腺。60% 在肝内代谢。半衰期为 2 小时。本品可通过胎盘和乳汁排出。故正确答案为 C。

23. 解析：本题考查避孕药的成分。复方左炔诺孕酮片、去氧孕烯炔雌醇片、复方孕二烯酮片均是孕激素类药物与炔雌醇的复方制剂。故正确答案为 B。

24. 解析：本题考查平喘药的临床用药评价。β_2 受体激动剂如沙丁胺醇和特布他林，是缓解轻至中度哮喘急性症状、COPD 支气管痉挛的首选药物。故正确答案为 C。

25. 解析：本题考查抗菌药物的基本知识。大多数 PAE 或半衰期较短的 β - 内酰胺类（青霉素类、头孢菌素类、碳青霉烯类）、林可霉素、部分大环内酯类药物等属于时间依赖性抗菌药物。故正确答案为 C。

26. 解析：本题考查膀胱过度活动症药的作用特点。奥昔布宁是非选择性 M 胆碱受体拮抗药，托特罗定和索利那新是高选择性的 M_3 毒蕈碱受体拮抗剂，对中枢神经系统中的 M_1 受体影响极小。M_1 受体与认知功能相关，因此索利那新适用于痴呆和认知功能减退的患者。故正确答案为 B。

27. 解析：本题考查 M 受体拮抗药的禁忌证。M 受体拮抗药的禁忌证包括闭角型青光眼、心动过速、胃滞纳和重症肌无力。老年人或有认知障碍、尿潴留和胃动力减弱者慎用。故正确答案为 E。

28. 解析：本题考查辛伐他汀的药物相互作用。辛伐他汀联合应用胺碘酮，辛伐他汀的剂量不应超过每天 20mg。故正确答案

为 C。

29. 解析：本题考查二甲双胍的适应证。二甲双胍首选用于单纯饮食控制及体育锻炼治疗无效的 2 型糖尿病，特别是肥胖的 2 型糖尿病。对磺酰脲类疗效较差的糖尿病患者与磺酰脲类口服降血糖药合用。故正确答案为 E。

30. 解析：本题考查白癜风药物的新进展。基于对白癜风免疫发病机制的认识，国外已有小样本临床研究显示，JAK 激酶抑制剂（托法替尼、鲁索替尼等）口服或外用治疗白癜风有效，有望成为白癜风治疗的新手段。故正确答案为 A。

31. 解析：本题考查本维莫德的适应证。本维莫德可用于局部治疗成人轻至中度稳定性寻常型银屑病。故正确答案为 A。

32. 解析：本题考查痤疮治疗药的药理作用。过氧苯甲酰为强氧化剂，易分解，遇有机物缓慢分解出新生态氧和苯甲酸，有杀灭痤疮丙酸杆菌、抗炎、轻度溶解粉刺作用，对痤疮丙酸杆菌无耐药性，为炎性痤疮首选外用抗菌药。故正确答案为 E。

33. 解析：本题考查保护肝胆疾病用药的分类。抗氧化药物包括水飞蓟素类、联苯双酯和双环醇。故正确答案为 E。

34. 解析：本题考查多烯磷脂酰胆碱的临床应用注意。多烯磷脂酰胆碱注射剂含苯甲醇，给予新生儿和早产儿含有苯甲醇的制剂可导致致命性的"喘息综合征"，新生儿和早产儿禁用；多烯磷脂酰胆碱口服剂不得用于 12 岁以下儿童。故正确答案为 B。

35. 解析：本题考查长效避孕药的临床用药评价。孕酮节育器是一种缓释系统，能提高避孕有效率，降低脱落率，有效期 5 年。故正确答案为 C.

36. 解析： 本题考查利奈唑胺的临床应用注意。①在应用利奈唑胺的患者中可出现骨髓抑制（包括血小板减少、贫血、白细胞减少和全血细胞减少），风险与疗程相关。停用利奈唑胺后血象指标可以上升并恢复到治疗前的水平。血小板减少在严重肾功能不全患者中更常见。②由于本品具有单胺氧化酶抑制剂作用，在应用利奈唑胺过程中，应避免食用含有大量酪氨酸的食品，包括腌渍、泡制、烟熏、发酵的食品。③本品有引起血压升高的潜在相互作用。④在利奈唑胺治疗中也有出现视物模糊的报道，在疗程中应密切观察视觉症状的出现，必要时监测视觉功能。⑤轻至中度肝功能不全、肾功能不全者无须调整剂量。故正确答案为 C。

37. 解析： 本题考查抗菌药物的基本知识。浓度依赖性抗菌药物对致病菌的杀菌效应和临床疗效取决于 C_{max}，而与作用时间关系不密切，即血药 C_{max} 越高，清除致病菌的作用越迅速、越强。氨基糖苷类、氟喹诺酮类、达托霉素、多黏菌素、硝基咪唑类等属于浓度依赖性抗菌药物。故正确答案为 E。

38. 解析： 本题考查磺胺类抗菌药物的作用特点。根据磺胺类抗菌药物的临床用途和吸收特点分，口服不易吸收者仅用于肠道感染，如柳氮磺吡啶。故正确答案为 E。

39. 解析： 本题考查硝苯地平的用法用量。应用硝苯地平片，需要一日 3 次。其余四个选项的药物是第三代 CCB，一日 1 次给药。故正确答案为 C。

40. 解析： 本题考查抗心律失常药的临床用药评价。①胺碘酮是广谱抗心律失常药，适用于室上性和室性心律失常的治疗，可用于器质性心脏病、心功能不全者，促心律失常反应少。②奎尼丁是广谱抗心律失常药，

主要用于房颤与心房扑动（房扑）的复律、复律后窦性节律的维持和危及生命的室性心律失常。③利多卡因对短动作电位时程的心房肌无效，因此仅用于室性心律失常。④普罗帕酮适用于室上性和室性心律失常的治疗。⑤维拉帕米用于控制房颤和房扑的心室率，减慢窦速。故正确答案为 C。

[41～43] 解析： 本题考查抗癫痫药物的分类及代表药物。本题考查抗癫痫药的分类。抗癫痫药从结构上区分包括：二苯并氮䓬类（卡马西平）；乙内酰脲类（苯妥英钠）；巴比妥类（扑米酮）；苯二氮䓬类（氯硝西泮）；脂肪酸衍生物（丙戊酸钠）；其他抗癫痫药。故正确答案为 EDB。

[44～46] 解析： 本题考查抗凝药的分类。①华法林是维生素 K 拮抗剂（VKA）。②磺达肝癸钠是人工合成的选择性 Xa 抑制剂，也是通过增强抗凝血活性酶间接发挥抗凝作用。③比伐芦定是人工合成的水蛭素类似物，与天然水蛭素类似，可以与凝血酶 1∶1 形成复合物后直接抑制凝血酶活性，比伐芦定对凝血酶的抑制是可逆的，静脉注射后的血浆消除半衰期为 25 分钟。④直接抗凝药，按作用机制分为直接凝血酶抑制剂（达比加群酯、比伐芦定和阿加曲班）和直接 Xa 抑制剂（利伐沙班、阿哌沙班、艾多沙班）；目前，临床上将达比加群酯、利伐沙班、阿哌沙班和艾多沙班这 4 个口服的药物定义为直接口服抗凝药（DOACs）。故正确答案为 AEC。

[47～49] 解析： 本题考查抗血小板药的分类。①替格瑞洛可直接拮抗 $P2Y_{12}$ 受体，起效更快，而且对 $P2Y_{12}$ 受体的拮抗作用是可逆的。②血小板能利用花生四烯酸，通过环氧化酶－1（COX－1）合成 TXA_2，阿司匹林

不可逆的抑制 COX-1，减少 TXA_2 合成，使血小板无法聚集。③西洛他唑属于磷酸二酯酶抑制剂。能抑制 PDEs 活性，使血小板的 cAMP 含量增加，抑制血小板聚集。故正确答案为 DAE。

[50~52] **解析：**本题考查抗出血药的分类。①氨基己酸、氨甲环酸和氨甲苯酸都是赖氨酸类似物，属于抗纤维蛋白溶解药。②促血小板生成药包括重组人血小板生成素（rhTPO）、人白介素-11（IL-11）和血小板生成素受体激动剂（TPO-RA）。口服 TPO-RA 包括艾曲泊帕、海曲泊帕、阿伐曲泊帕和芦曲泊帕。③酚磺乙胺能使血管收缩，降低毛细血管通透性，并能增强血小板聚集性和粘附性，促进血小板释放凝血活性物质，缩短凝血时间，达到止血效果。故正确答案为 ACB。

[53~55] **解析：**本题考查止泻药的分类及代表药物。止泻药为腹泻的对症治疗药，分为吸附剂、口服补液盐、抗动力药、抗分泌药和微生态制剂等。①吸附剂蒙脱石。②口服补液盐。③抗动力药洛哌丁胺。④抗分泌药消旋卡多曲、次水杨酸铋。⑤微生物制剂可调节肠道，构建肠道微生态平衡，可以防止和治疗腹泻。常用菌株包括地衣芽孢杆菌、双歧杆菌、嗜酸乳杆菌、粪肠球菌等。故正确答案为 ABC。

[56~57] **解析：**本题考查平喘药的药理效应分类。按药理效应，平喘药主要可分为3类：①抗炎平喘药：如肾上腺糖皮质激素。②支气管扩张药，如 β_2 受体激动剂、M 胆碱受体拮抗剂、黄嘌呤（茶碱）类药物。③抗过敏平喘药，如过敏介质阻滞剂、LTRA、抗 IgE 单克隆抗体。故正确答案为 AC。

[58~59] **解析：**本题考查平喘药的分类。按作用机制来分，平喘药可分为六类：①β_2 肾上腺素受体激动剂，包括沙丁胺醇、特布他林、沙美特罗等。②M 胆碱受体拮抗剂，如异丙托溴铵。③黄嘌呤类药物，如茶碱、氨茶碱、多索茶碱、二羟丙茶碱等。④过敏介质阻释剂，如肥大细胞膜稳定剂色甘酸钠，H_1 受体拮抗剂酮替芬等。⑤肾上腺糖皮质激素，如氢化可的松、布地奈德、氟替卡松、倍氯米松等，它们还有抗过敏作用。⑥白三烯受体拮抗剂，如孟鲁司特、普鲁司特等。故正确答案为 AB。

[60~62] **解析：**本题考查抗菌药物的药理作用与作用机制。①糖肽类抗菌药物抑制细菌细胞壁的合成。②酰胺醇类抑制细菌蛋白质的合成。③喹诺酮类抑制 DNA 的合成和复制而导致细菌死亡。故正确答案为 ABC。

[63~64] **解析：**本题考查耳鼻喉科疾病用药的分类及代表药物。①组胺 H_1 受体拮抗药，左卡巴斯汀。局部应用于鼻部，几乎立刻起效，消除过敏性鼻炎的典型症状（如喷嚏、鼻痒、流涕），作用可维持数小时。氮䓬斯汀是一种选择性组胺 H_1 受体拮抗药。酮替芬兼有组胺 H_1 受体拮抗作用和抑制过敏反应介质释放作用。②鼻黏膜保护药复方薄荷油，具有抑菌、抑制痛觉神经、刺激腺体分泌及减轻鼻腔干燥作用。故正确答案为 CD。

[65~66] **解析：**本题考查口腔眼部耳鼻喉用药的适应证。①制霉菌素片用于口腔黏膜念珠菌病，如鹅口疮（雪口）、义齿性口炎、正中菱形舌、念珠菌性口角炎、念珠菌性唇炎和增殖型念珠菌感染等。②硫酸阿托品眼用凝胶用于虹膜-睫状体炎，检查眼底前的散瞳，验光配镜屈光度检查前的散瞳。故正确答案为 AB。

[67~68] 解析：本题考查直接口服抗凝药的分类及常用药品。①低分子量肝素通过增强 AT-Ⅲ 的活性发挥药效，但药效主要体现在对Ⅱa和Ⅹa的抑制，而且抑制Ⅹa的能力是抑制Ⅰa能力的数倍。②磺达肝癸钠通过与抗凝血酶的活化部位特异性结合，特异性增强了抗凝血酶对Ⅹa的中和活性，使Ⅹa被快速抑制。磺达肝癸钠不影响Ⅱa活性，也不影响血小板的聚集。故正确答案为 DE。

[69~71] 解析：多数他汀类药物通过肝脏细胞色素 P450 同工酶（CYP）代谢，其中在药物代谢中最重要的 CYP 亚家族有 CYP2C，CYP2D 和 CYP3A。他汀类药物主要被 CYP3A4 或 CYP2C9 代谢，普伐他汀不经过 CYP 进行代谢，而是在肝细胞浆内经硫酸酯化代谢。阿托伐他汀、洛伐他汀和辛伐他汀经 CYP3A4 代谢，氟伐他汀、瑞舒伐他汀和匹伐他汀经 CYP2C9 代谢。故正确答案为 AAB。

[72~73] 解析：本题考查风湿病中常用的药物临床应用。在类风湿关节炎的治疗中，甲氨蝶呤是首选的锚定药物；狼疮性肾炎诱导缓解多选用环磷酰胺或吗替麦考酚酯。故正确答案为 AB。

[74~75] 解析：本题考查脂肪乳剂的临床应用。脂肪乳剂可为机体供能并提供必需脂肪酸，减少高糖输注相关的代谢性并发症。PN 处方中常规推荐使用脂肪乳剂。但对于有严重高脂血症或脂代谢障碍的患者，应根据患者的代谢状况决定是否应用脂肪乳剂，且应充分权衡其可能的风险与获益。大豆油来源的长链脂肪乳剂的临床耐受性较好，居 PN 处方量之首，但其富含 ω-6PUFA，体内代谢会产生炎性细胞因子，促进血小板聚集，抑制淋巴细胞、单核细胞及中性粒细胞的增殖和活性，导致炎症反应失衡、免疫功能受损。与大豆油长链脂肪乳剂相比，中/长链脂肪乳剂可改善脂代谢、减轻免疫抑制反应；结构脂肪乳剂可均衡代谢，保护肝功能；鱼油脂肪乳剂可调控机体炎症反应，改善器官功能；橄榄油脂肪乳剂可减轻脂质过氧化；多种油脂肪乳剂（SMOF）优化脂肪酸配方，利于临床获益。故正确答案为 AB。

[76~78] 解析：本题考查酪氨酸激酶抑制剂的分类。（1）酪氨酸激酶抑制剂：①表皮生长因子受体（EGFR）酪氨酸激酶抑制剂包括吉非替尼、厄洛替尼。②BCR-ABL 酪氨酸激酶抑制剂包括伊马替尼等。③血管内皮生长因子受体（VEGFR）酪氨酸激酶抑制剂，包括舒尼替尼等。（2）曲妥珠单抗、贝伐单抗属于单克隆抗体。故正确答案为 ACD。

[79~81] 解析：本题考查利尿药的药理作用与作用机制。①袢利尿药特异性地与 Cl^- 结合位点结合而抑制分布在髓袢升支管腔膜上的 Na^+,K^+-$2Cl^-$ 同向转运子而发挥利尿作用。②噻嗪类与类噻嗪类利尿药增强 NaCl 和水的排出，产生温和持久的利尿作用。其作用机制是：抑制远曲小管近端管壁上 Na^+-Cl^- 共转运体的功能，由此减少了肾小管上皮细胞对 Na^+ 和 Cl^- 的重吸收，促进肾小管液中 Na^+、Cl^- 和水的排出。但需注意，由于转运至远曲小管的 Na^+ 增加，促进了 K^+-Na^+ 交换，使尿中除排出 Na^+ 和 Cl^- 外，K^+ 的排泄也随之增多，长期服用可引起低血钾。此外，该类利尿药对碳酸酐酶有抑制作用，故略增加 HCO_3^- 的排泄，此乃其在近曲小管上的次要作用点。与袢利尿药不同的是，该类药物还可促进远曲小管基侧膜的

Na^+-Ca^{2+} 交换，并减少尿 Ca^{2+} 含量。故正确答案为 AED。

[82～83] 解析： 本题考查水溶性维生素的药理作用与作用机制。①维生素 B_{12} 为一种含钴的红色化合物，需转化为甲基钴胺（甲钴胺）和辅酶 B_{12} 后才具有活性。②维生素 B_2 在人体内黄酶类辅基的组成部分（黄酶在生物氧化还原中发挥递氢作用），当缺乏时可影响机体的生物氧化。故正确答案为 DB。

[84～85] 解析： 本题考查皮肤病辅助治疗用药的分类和代表药物。①吸附剂：硬脂酸镁、硬脂酸锌、滑石粉、炉甘石、氧化锌、蒙脱石、淀粉、硼酸、芦荟胶。②角质层溶解剂：水杨酸、间苯二酚、鬼臼树脂、硝酸银、苯酚、三氯乙酸、冰醋酸。③皮肤抗脂溢药：二硫化硒、吡硫翁锌、硫黄、间苯二酚、煤焦油。④脱色剂：氢醌、莫诺苯宗、壬二酸。⑤防晒剂：化学防晒剂：对氨基苯甲酸、二苯酮－3、对甲氧基肉桂酸异戊酯；物理防晒剂：二氧化钛、氧化锌故正确答案为 EB。

86. 解析： 本题考查普洛萘尔的适应证。该患者心率达到 123 次/分，普萘洛尔可用于控制甲状腺功能亢进症的心率过快。故正确答案为 B。

87. 解析： 本题考查抗甲状腺药的特点。（1）抗甲状腺药的优点：①疗效较肯定。②不会导致永久性甲减。③方便、经济、使用较安全。（2）抗甲状腺药的缺点：①ATD 的疗程长，常分为初始治疗阶段、治疗减量阶段和维持治疗三个阶段，一般全程需 1.5～2 年，有时长达数年。②ATD 过早停药或者疗程不足时，甲亢复发率较高，并存在原发性或继发性失败可能。③ATD 可伴发肝损害或粒细胞减少症，缺乏可预测性；治疗期间也可能出现过敏和严重的药疹等不良反应所致停药。故正确答案为 D。

88. 解析： 本题考查甲巯咪唑的不良反应。甲巯咪唑可引起胰岛素自身免疫综合征，诱发产生胰岛素自身抗体，因分泌的胰岛素与胰岛素自身抗体结合不能发挥其生理作用，于是血糖升高进一步刺激胰岛细胞分泌胰岛素，胰岛素又继续与抗体相结合，使血清中有大量与胰岛素自身抗体结合的胰岛素，但与抗体结合的胰岛素极易解离，在进食后血糖高峰过后，胰岛素逐渐解离，而导致高游离胰岛素血症，诱发低血糖反应。故正确答案为 C。

89. 解析： 本题考查抗甲状腺药物的特点。妊娠期：甲巯咪唑致胎儿发育畸形已有报告，主要是皮肤发育不全和甲巯咪唑相关的胚胎病，包括鼻后孔闭锁、食道闭锁、颜面畸形等。妊娠 6～10 周是抗甲状腺药导致出生缺陷的危险窗口期，甲巯咪唑和丙硫氧嘧啶均有影响，丙硫氧嘧啶相关畸形发生率与甲巯咪唑相当，只是程度较轻。所以在妊娠前和妊娠早期优先选择丙硫氧嘧啶。故正确答案为 C。

90. 解析： 本题考查硝普钠的适应证。硝普钠用于高血压急症（高血压危象、高血压脑病、恶性高血压、嗜铬细胞瘤手术前后阵发性高血压、外科麻醉期间进行控制性降压），急性心力衰竭，急性肺水肿。故正确答案为 C。

91. 解析： 本题考查硝普钠的用法用量、临床应用注意。①静脉滴注：用前将本品 50mg 溶解于 5% 葡萄糖注射液 5ml 中，再稀释于 5% 葡萄糖注射液 250～1000ml 中，在避光输液瓶中静脉滴注。溶液的保存与应用不应超过 24 小时。溶液内不宜加入其他药品。②本品不可快速静脉推注，应缓慢静脉滴注或使用微量输液泵。③左心衰竭伴低血压时，应用本品须同时加用心肌正性肌力药如多巴胺或多巴酚丁胺。故正确答案为 C。

92. 解析： 本题考查硝普钠的临床应用注意。肾功能不全而应用硝普钠超过 48 ~ 72 小时者每天须测定血浆中氰化物或硫氰酸盐，保持硫氰酸盐不超过 $100\mu g/ml$，氰化物不超过 $3\mu mol/ml$。故正确答案为 C。

93. 解析： 本题考查钠 – 葡萄糖协同转运蛋白 2 抑制剂的药理作用与作用机制。钠 – 葡萄糖协同转运蛋白 2（SGLT – 2）抑制剂（达格列净、恩格列净和卡格列净）是近年来上市的新型口服降糖药物。故正确答案为 E。

94. 解析： 本题考查钠 – 葡萄糖协同转运蛋白 2 抑制剂的作用特点。①SGLT – 2 抑制剂降低血糖和糖化血红蛋白的能力受滤过的葡萄糖负荷和这类药物引起的渗透性利尿的限制。SGLT – 2 抑制剂的降糖作用不依赖于胰岛素 β 细胞功能及胰岛素敏感性。②SGLT – 2 抑制剂是相对弱效的降糖药物。SGLT – 2 抑制剂降低 HbA1c 幅度大约为 0.5% ~ 1.2%；SGLT – 2 抑制剂可使体重下降 0.6 ~ 3.0kg，降低收缩压 3 ~ 5mmHg。③SGLT – 2 抑制剂单独使用时不增加低血糖发生的风险，与胰岛素或胰岛素促泌剂联合给药可增加低血糖风险。④在饮食和运动基础上，达格列净可作为单药治疗用于 2 型糖尿病成人患者改善血糖控制。本品不适用于治疗 1 型糖尿病或糖尿病酮症酸中毒。故正确答案为 E。

95. 解析： 本题考查钠 – 葡萄糖协同转运蛋白 2 抑制剂的典型不良反应。SGLT – 2 抑制剂的常见不良反应为生殖泌尿道感染，罕见的不良反应包括酮症酸中毒，主要发生在 1 型糖尿病患者；急性肾损伤、骨折风险和足趾截肢。故正确答案为 C。

96. 解析： 本题考查肌松药的代表药物。肌肉松弛药简称肌松药。从作用机制来说，它包括中枢性肌肉松弛药和骨骼肌肌肉松弛药两大类。中枢性肌松药主要分为苯二氮䓬类和非苯二氮䓬类，其中非苯二氮䓬类药物包括乙哌立松、巴氯芬、氯唑沙宗、美他沙酮等。而骨骼肌松弛药又称 N_2 胆碱受体拮抗药或神经 – 肌肉阻断药，能选择性的作用于神经 – 肌肉接头（运动神经终板膜上的 N_2 胆碱受体），可对神经 – 肌肉兴奋传递起到阻断作用，常会导致肌肉松弛情况的发生。故正确答案为 ACD。

97. 解析： 本题考查蒽醌类抗肿瘤抗生素的作用特点。蒽醌类抗肿瘤抗生素的毒性主要是骨髓抑制和心脏毒性，心脏毒性可能是由于醌环被还原成半醌自由基，诱发脂质过氧化反应，引起心肌损伤。故正确答案为 CE。

98. 解析： 本题考查维生素 D 及其活性代谢物的药理作用与作用机制。充足的维生素 D 可增加肠钙吸收、促进骨骼矿化、保持肌力、改善平衡和降低跌倒风险等。维生素 D 不足可导致继发性甲状旁腺功能亢进，增加骨吸收，从而引起或加重骨质疏松症。首先建议接受充足的阳光照射。对于维生素 D 缺乏或不足者，应给予维生素 D 补充剂。对于存在维生素 D 缺乏危险因素人群，有条件时应监测血清 25（OH）D 和甲状旁腺激素（PTH）水平以指导维生素 D 补充量。故正确答案为 ABCD。

99. 解析： 本题考查核苷（酸）类抗肝

炎病毒药物的分类。核苷（酸）类药物是慢性乙型肝炎患者抗病毒治疗的主要选择，包括核苷类药物（拉米夫定、替比夫定、恩替卡韦）和核苷酸类药物（阿德福韦酯、替诺福韦酯）。故正确答案为ABCDE。

100. 解析： 本题考查抗心力衰竭药物的分类和代表药物。①利尿剂呋塞米、螺内酯。②血管紧张素转换酶抑制剂（ACEI）依那普利、赖诺普利。③血管紧张素Ⅱ受体拮抗剂（ARB）氯沙坦、缬沙坦。④β受体阻滞剂美托洛尔、比索洛尔。⑤醛固酮受体拮抗剂螺内酯、依普利酮。⑥正性肌力药物地高辛、米力农。⑦血管扩张剂硝酸甘油、硝普钠。⑧窦房结 I_f 通道抑制剂伊伐布雷定。⑨钠－葡萄糖协同转运蛋白2抑制剂（SGLT－2抑制剂）达格列净、恩格列净。⑩ARNI（血管紧张素受体－脑啡肽酶抑制剂）沙库巴曲/缬沙坦。故正确答案为ABCE。